AF311375

CONTRIBUTION

A L'ÉTUDE DE LA

COMPOSITION DU TISSU OSSEUX

DANS DIFFÉRENTS ÉTATS GÉNÉRAUX MORBIDES

PAR

LE DR E. DUFOURT

ANCIEN INTERNE DES HOPITAUX DE LYON

LAURÉAT DE L'ÉCOLE DE MÉDECINE (PRIX DE FIN D'ANNÉE 1876)

LYON

IMPRIMERIE PITRAT AINÉ

4, RUE GENTIL, 4

—

1882

CONTRIBUTION

A L'ÉTUDE DE LA

COMPOSITION DU TISSU OSSEUX

DANS DIFFÉRENTS ÉTATS GÉNÉRAUX MORBIDES

LYON. — IMP. PITRAT AINÉ, 4, RUE GENTIL.

CONTRIBUTION

A L'ÉTUDE DE LA

COMPOSITION DU TISSU OSSEUX

DANS DIFFÉRENTS ÉTATS GÉNÉRAUX MORBIDES

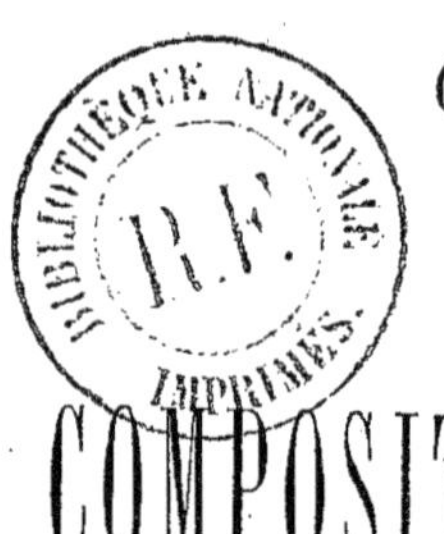

PAR

LE DR E. DUFOURT

ANCIEN INTERNE DES HOPITAUX DE LYON

LAURÉAT DE L'ÉCOLE DE MÉDECINE (PRIX DE FIN D'ANNÉE 1876)

LYON

IMPRIMERIE PITRAT AINÉ

4, RUE GENTIL, 4

—

1882

INTRODUCTION

Si l'on parcourt les écrits des auteurs qui se sont occupés des variations de composition de la substance osseuse, il est, croyons-nous, assez difficile de se faire, au premier abord, une opinion précise sur les causes de ces variations, tant au point de vue pathologique qu'au point de vue expérimental. Le sujet, malgré les travaux nombreux et remarquables auquel il a donné naissance, est loin d'être épuisé. Les expériences faites depuis ces dix dernières années en France et surtout en Allemagne, tout en apportant des faits précieux pour élucider la question qui nous occupe ne l'ont pas tranchée complètement. L'influence de l'alimentation qui, depuis un demi-siècle, préoccupe à bon droit les physiologistes et les médecins,

puisqu'elle touche à la question du rachitisme et de l'ostéomalacie, a été très diversement envisagée par les
auteurs, suivant les conditions expérimentales et les
résultats obtenus. Le temps dont nous disposions ne nous
a pas permis d'apporter des observations personnelles sur
ce point; nous nous bornerons à donner l'état de la question d'après les travaux les plus récents.

Mais les affections consomptives, telles que la phtisie,
le cancer, le diabète sucré et surtout le diabète phosphatique, l'anémie progressive, les suppurations prolongées, en un mot, les affections accompagnées d'une
déchéance nutritive profonde, ne peuvent-elles pas en-
traîner des modifications de la composition des os ?
Nous avons rencontré à plusieurs reprises la trace de cette
préoccupation dans les écrits de nos devanciers, et surtout dans la remarquable thèse inaugurale de M. A.
Milne-Edwards [1]. Mais il n'a pas abordé cette étude,
et nous n'avons trouvé nulle part d'analyse du tissu
osseux chez des sujets atteints de maladies altérant ainsi
à un haut degré la nutrition générale de l'individu.
Nous avons essayé de combler cette lacune par un certain nombre d'analyses faites sur des os de sujets des
deux sexes.

D'autre part, les travaux des médecins anglais, ceux
de M. Charcot et de ses élèves, en établissant l'existence
de troubles profonds de la forme et de la composition
des os dans l'aliénation mentale et l'ataxie locomotrice,

---

[1] *Études chimiques et physiolo.,iqu's sur les os,* thèse de Paris, 1860.

ont montré l'influence considérable du système nerveux sur la nutrition osseuse. Ces faits si importants nous ont engagé à pratiquer quelques sections nerveuses et à examiner les modifications produites sur le squelette.

Ainsi notre travail comprendra quatre chapitres : le premier rappellera brièvement l'historique de la question et la composition normale des os ; dans le second, nous étudierons l'influence de l'alimentation. Nous donnerons, dans le troisième, le résultat de nos analyses chez des sujets pathologiques et les conclusions qui en découlent. Enfin le dernier comprendra l'étude de l'influence du système nerveux sur la nutrition osseuse.

Nous tenons à exprimer ici notre vive reconnaissance à notre maître, M. le professeur Lépine, qui nous a inspiré le sujet de cette thèse et nous a aidé de ses conseils avec sa bienveillance habituelle.

Notre ami et ancien collègue, M. le docteur G. Mondan, nous a fourni quelques observations intéressantes. L'habileté de M. L. Eymonnet, chef des travaux du labora--ratoire de clinique de l'Hôtel-Dieu, nous a permis d'exécuter plusieurs analyses délicates. Qu'ils reçoivent ici le témoignage de notre gratitude. Nous n'oublierons pas non plus tous nos collègues d'internat, dont l'obligeance nous a facilité la réunion des matériaux de ce travail.

CONTRIBUTION

A L'ÉTUDE DE LA

COMPOSITION DU TISSU OSSEUX

DANS DIFFÉRENTS ÉTATS GÉNÉRAUX MORBIDES

CHAPITRE PREMIER

COMPOSITION NORMALE DES OS ET MÉTHODES D'ANALYSE

SOMMAIRE. — Historique : Beccher, Haller, Scheele, Hatchett; Fourcroy et Vauquelin, Berzélius, Frémy. — Isomérie de l'osséine et de la gélatine. — Mode d'union de la matière organique et de la matière inorganique. — Variations dues à l'âge, à la qualité particulière du tissu osseux, à ses fonctions. — Théories des variations réciproques du phosphate et du carbonate de chaux. — Méthode d'analyse.

I

L'histoire du tissu osseux, au point de vue qui nous occupe, ne remonte pas au delà de la seconde moitié du dix-huitième siècle. Beccher, selon M. Milne-Edwards[1], paraît avoir été le premier qui étudia les effets de la calcination sur les os : il obtint un produit blanc, dense, très hygroscopique, ressemblant à de la porcelaine lorsqu'il était porté à une haute température ; on l'appela terre des os, et on crut que c'était de la chaux. On

[1] *Loc. cit.*

savait d'ailleurs que, par l'action de l'eau bouillante et celle des acides, on avait une matière qui fournissait de la colle forte. En 1758, Hérissant [1] observa avec soin l'action de l'acide nitrique et obtint de la gélatine. Papin avait déjà proposé de l'extraire avec sa marmite.

La première déduction pathologique apparaît avec Haller [2], qui reconnaît que les acides faibles et même le jus de citron peuvent ramollir les os; il émet l'opinion que le ramollissement du squelette observé dans certaines affections tient peut-être à une cause analogue. L'hypothèse de Haller a été le point de départ de travaux nombreux et souvent contradictoires, comme nous le verrons au courant de cette étude.

L'attention du monde scientifique étant ainsi éveillée sur ces questions importantes, de nouvelles recherches allaient bientôt, en peu d'années, combler les lacunes des connaissances médicales de l'époque. En 1771, Scheele [3] publie la découverte du phosphate de chaux, faite par Henri Gahn l'année précédente. Le fait est corroboré par Poulletier de la Salle et Macquer [4] qui, dès lors, cherchent un procédé pour l'extraction du phosphore. Charles Hatchett [5] (1799), vérifiant les travaux de ses devanciers, annonce l'existence du carbonate de chaux. Puis successivement, les autres principes minéraux con-

---

[1] Éclaircissements sur l'ossification. *Histoire de l'Académie royale des sciences*, 1758, p. 322.

[2] *Elementa physiologiæ corporis humani*, t. VIII, p. 328, 1778.

[3] Untersuchung des Flusspats und dessen Säure. *Der koeniglich schwedischen Acad. der Wissenchaften Abhandlungen*, XXXIII, p. 129, 1771.

[4] Macquer. *Dictionnaire de chimie*, t. III, p. 68, 69 éd. de 1778.

[5] *Experiments and observations on shell and bone*, 1799. Philosophica transactions of the royal Society of London, LXXXIX, p. 315.

tenus dans les os sont découverts. Fourcroy et Vauquelin [1] (1803) trouvent le phosphate de magnésie dans
les os des animaux ; mais sa présence constante dans les
os humains ne fut établie que plus tard (1808) par Berzélius [2]. En 1803, Moricchini [3] découvre du fluorure de
calcium dans une dent d'éléphant fossile. L'existence de
ce principe, niée par Wollaston, Brandes [4], Fourcroy et
Vauquelin, fut démontrée par Berzélius [5], qui en trouva
d'une façon constante dans les os et l'urine. Mais, de
nouveau, Rees [6] (1839), MM. Girardin et Preisser [7], en
1842, en constatèrent la présence ; le fait fut définitive-
ment établi par M. Frémy [8] (1855). Ce dernier auteur a
constaté, en outre, la présence de l'ammoniaque, qu'il
croit combinée à l'état de phosphate ammoniaco-magnésien ; il en évalue, du reste, la quantité au-dessous
de 1/1,000 et ne croit pas qu'elle soit dosable par aucun
procédé.

Si nous arrivons à une époque plus rapprochée, nous
trouvons les moyennes suivantes pour la composition du

---

[1] Sur la présence d'un nouveau sel terreux dans les os des animaux et
sur l'analyse de ces organes en particulier. *Ann. de chimie*, t. XLVII, 1803.

[2] *Traité de chimie*, traduit par Valérius, t. III, p. 720. Bruxelles, 1849.

[3] Analisi chimica del dente fossile. *Memorie di matematica et di fisica
della Societa italiana delle scienze*, t. X, p. 166, 1803.

[4] Experiments showing contrary to the assertions of Moricchini that the
enamel of teeth does not contain fluoric acid, by W. Nicholson. *Journal
of natural philosophy chemistry and the arts*, t. XIII, p. 214, 1806.

[5] Extrait d'une lettre à M. Vauquelin. *Ann. de chimie*, t. LXI, p. 256, 1807.

[6] On the supposed existence of fluoric acid in animal matter. *Philosophical
magazine*, t. XV, p. 558, 1839.

[7] Mémoire sur les os anciens et fossiles, etc. *Comptes rendus des séances
de l'Académie des sciences*, t. XV, p. 721, 1842.

[8] Recherches chimiques sur les os. *Annales de chimie et de physique*,
t. XLIII, p. 47, 1855.

tissu osseux. Zalesky [1] donne pour 100 d'os dégraissé
et desséché :

Matière minérale.   65,44
— organique.   34,56
                                                          ———
                                                         100,00

Nous croyons la quantité de matière minérale trop
faible ; cela tient ou à un traitement antérieur insuffisant,
ou à ce que l'on a pris des sujets jeunes. Le même auteur
donne après calcination pour 100 de cendres d'os :

Acide carbonique.   5,734
Chaux.   52,965
Magnésie.   0,521
Acide phosphorique.   39,019
Chlore.   0,183
Fluor.   0,229

Nous devons signaler, pour être complet, des traces de
sodium, de silice, de fer et même de manganèse trouvées
par quelques auteurs. Plugge [2], dans une courte revue
parue en 1871, conclut que le fer ne fait pas partie du
tissu osseux, et que, lorsqu'on l'y a rencontré, cela tenait
à un lavage imparfait ou à des réactifs impurs. Il en
est très probablement de même pour le manganèse.

II

La matière organique des os est constituée par de la
substance collagène, fournissant dans l'eau bouillante

---

[1] Ueber die Zusammensetsung der Knochen, etc. *Med. chem. Unter
such.*, 1866.
[2] Untersuch. der Knochengewebes auf Eisen. *Arch. de Pflüger*, 1871, p. 101

un isomère, la gélatine ; on l'obtient aisément par l'action des acides, même étendus ; elle se présente comme une matière jaunâtre, élastique, transparente, gardant la forme de l'os. Robin et Verdeil [1] ont appelé cette substance osséine ou ostéine, et c'est la dénomination qui a prévalu et qui persiste actuellement.

Chevreul [2] montra l'isomérie du cartilage osseux, comme on l'appelait alors, et de la gélatine ; en soumettant à l'ébullition un poids donné d'osséine, il obtenait exactement le même poids de gélatine. Ces recherches furent reprises par de Bibra [3], M. Frémy [4], qui démontrèrent par l'analyse directe l'identité de composition élémentaire de l'osséine et de la gélatine. C'est dans Marchand [5] que l'on trouve pour la première fois l'idée de l'analogie de la transformation de l'osséine en gélatine, à celle de la cellulose en dextrine ; M. Frémy [6] émet la même opinion. La matière collagène fait partie des subtances albuminoïdes. L'existence du soufre, niée par Mulder, a été absolument établie par Berzélius [7] dans les os, Schlieper [8] et de Bibra [9] dans l'osséine [10].

---

[1] *Traité de chimie anatomique et physiologique*, etc., t. III, p. 368, 1853.

[2] De l'influence que l'eau exerce sur plusieurs substances azotées solides. *Ann. de chimie et de physique*, t. XIX, p. 48, 1821.

[3] *Chemische Untersuchungen über die Knochen und Zähne der Menschen und der Wirbelthiere*, in-8°, Schweinfurt, 1844.

[4] *Loc. cit.*

[5] Ueber die chemische Zusammensetzung der Knochen. *Journal für praktische Chemie von Erdmann und Marchand*, t. XXVII. p. 85, 1842.

[6] *Loc. cit.*

[7] *Loc. cit.*

[8] *Ann der Chem. und Pharmac*, t. LVIII, p. 379-81.

[9] *Loc. cit.*

[10] Signalons ici l'opinion de Hofmeister qui admet que la substance collagène est un anhydride de la gélatine.

On a trouvé une transformation partielle de l'osséine
en gélatine dans des os fossiles de l'ours des cavernes,
et dans ceux d'une momie égyptienne ; mais les osse-
ments des tumulus de la Germanie, analysés par de
Bibra, ont présenté la même composition que des os frais.
L'action isolée du temps demande donc des milliers d'années pour s'accomplir, et toujours imparfaitement.

III

A l'état frais, l'os contient encore des vaisseaux, de
l'eau et de la graisse. Les vaisseaux entrent en ligne de
compte pour une faible part, 1,13 0/0 suivant Berzélius,
1 0/0 environ pour les quelques auteurs qui ont cherché
à faire cette évaluation, et cette quantité ne paraît pas varier très sensiblement dans l'os lui-même. Il n'en est pas
de même de l'eau, qui peut varier dans des proportions
énormes. Volkmann [1] en a trouvé depuis 16 0/0 jusqu'à
68 0/0. D'après lui, la moyenne de la quantité d'eau pour
tout le squelette serait de 48,6 0/0 ; il admet que les
os spongieux en contiennent davantage ; c'était aussi
l'opinion de Stark et de Nasse ; les os des sujets gras, au
contraire, seraient moins riches en eau. Les os des jeunes
sujets en contiendraient beaucoup plus, ce qui explique
leur élasticité (Stark) La graisse aussi peut varier dans
de larges limites, de 0,1 à 67,8 0/0 d'après Volkmann ;
c'est ainsi que cet auteur explique les différences de com-

---

[1] *Jahresbericht über die Fortschritte der Thierchemie*, von Richard
Maly, p. 216, III, 1873.

position qu'il trouve sur des os desséchés : la proportion
de substance organique de 32 0/0 peut s'élever jusqu'à
80,7 0/0.

IV

Maintenant que nous avons passé en revue tous les
éléments de l'os, il est difficile de nous soustraire à la
question du mode d'union des deux substances qui con-
stituent le tissu osseux proprement dit, la matière terreuse
et l'osséine. Est-ce une combinaison ? est-ce un mélange ?
En 1855, M. Frémy écrivait dans son important mémoire
sur la composition des os : « Il n'existe aucun fait qui
prouve que dans l'os la matière organique soit combinée aux sels calcaires, et tout semble démontrer, au
contraire, que ces deux substances s'y trouvent à l'état
de simple mélange. » MM. Nélaton et Sappey [1], quoique trouvant de notables variations dans leurs analyses,
admirent que le tissu osseux était un « composé défini ».
Leur opinion, nous semble-t-il, n'est fondée que sur une
hypothèse ingénieuse, il est vrai, mais que la réalité
n'appuie pas suffisamment ; d'après eux, les différences
obtenues tiendraient aux différences de vascularisation.
Il est curieux, du reste, de voir présenter comme argu-
ment les mêmes faits considérés à des points de vue divers,
par des auteurs d'opinion absolument opposée. Le fait de
la dissolution soit de la substance organique, soit de la
substance inorganique, laissant intacte la forme de l'os,

---

[1] Nélaton, *Éléments de pathologie chirurgicale*, t. I, p. 636, et Sappey
Traité d'anatomie descriptive, t. I, p. 84.

est donné par M. Frémy, comme démontrant que le tissu osseux n'est qu'un mélange, ce qui nous paraît, du reste, parfaitement juste ; ce même fait, disons-nous, est présenté par M. A. Milne-Edwards[1], en faveur de l'opinion inverse. On sait que si l'on précipite par l'ammoniaque le phosphate de chaux de sa dissolution additionnée de gélatine, le précipité entraîne plus de 20 0/0 de gélatine. Cette expérience, due à Frerichs[2], a été reprise par M. A. Milne-Edwards, puis par divers auteurs allemands. Mais la quantité de gélatine entraînée varie de 15,9 à 28 0/0, écart considérable, et en tout cas le chiffre trouvé est toujours notablement inférieur à celui de la matière organique dans l'os.

En Allemagne, Zalesky[3] avait admis la combinaison chimique. Au contraire, Aeby[4], qui a fait de nombreux travaux sur la question, croit qu'il n'y a pas combinaison entre l'osséine et le phosphate de chaux. Maly et Donath[5] partagent la même conviction. En somme, croyons-nous, en l'état de la science actuellement, l'opinion de M. Frémy est la seule admissible, et la théorie du composé défini ne s'appuie que sur des hypothèses.

V

Il suffit de jeter un coup d'œil sur les nombreuses

---

[1] *Loc. cit.*

[2] Ueber die chemische Zusammensetzung der menschlichen Knochen. *Ann. der chemie und Pharmac.*, von V. Liebig und Wöhler, t. XLIII, p. 251 1842.

[3] *Loc. cit.*

[4] *Jahresbericht*, etc., von R. Maly, 1873.

[5] Idem, p. 203.

analyses produites à diverses époques pour se convaincre que les os des jeunes sujets contiennent plus de matière organique que les os des adultes ; le fait est absolument constant, qu'il s'agisse de l'homme ou des animaux ; c'est l'opinion de Thilenius, Davy, Schreyer, Sebastian, Frerichs, Rees, de Bibra.

Stark [1], Lehmann [2], M. Frémy, observant les mêmes résultats, les interprètent néanmoins d'une façon différente ; ils croient que cela tient tout simplement aux variations de la vascularisation. M. A. Milne-Edwards adopte aussi cette manière de voir. Voici quelques analyses de Wildt [3] sur des lapins à des âges très divers :

		SUBSTANCE ORGANIQUE
1 jour après la naissance.	46,61	p. 100
3 jours — —	49,18	—
14 — — —	44,82	—
1 mois — —	41,06	—
2 — — —	34,37	—
3 — — —	32,32	—
4 — — —	31,28	—
6 — — —	29,74	—
8 — — —	28,23	—
1 an. — —	25,76	—
2 — — —	27,10	—
3 à 4 ans — —	26,35	—

Volkmann [4] donne pour des os humains les rapports suivants, pour 100 de matière organique :

[1] Chemical constitution of the bones of the vertebrated animals. *Edinburgh med. and surg. journal*, t. LXIII, 1845.

[2] *Handbuch der organischen Chemie*, von K. List, Lehmann und Rochleder, t. VIII, 1857.

[3] Zusammensetzung der Knochen der Kaninchen in der verschiedener alterstufen, in *Jahresbericht*, etc., von R. Maly, 1873.

[4] *Loc. cit.*

	MATIÈRE TERREUSE
Enfant.	120
Adulte maigre.	140
Phtisique.	50
Adulte bien portant.	160 à 180

Ces chiffres paraissent un peu faibles. Ceux donnés par la majorité des auteurs sont sensiblement plus élevés ; pour nous, nous avons constamment trouvé 190 à 200 et même 210 de matières terreuses pour 100 de matière organique. Peut-être cela tient-il à ce que Volkmann n'a pas traité les os après calcination par le carbonate d'ammoniaque ?

Le tissu spongieux est moins riche en matière terreuse que le tissu compacte. Chez l'homme, la portion rocheuse du temporal est l'os qui contient le moins de substance organique, d'après Thilenius et Frerichs [1]. L'humérus vient ensuite, d'après Rees [2]. Chose remarquable, bien établie par M. Milne-Edwards, un os quelconque paraît d'autant plus riche en matière inorganique que l'activité du membre dont il est le levier est plus considérable. Ainsi chez l'homme, l'humérus droit contient plus de sels terreux que l'humérus gauche. Chez les oiseaux bons voiliers, l'humérus est plus riche que le fémur ; cette différence n'existe pas pour les oiseaux de basse-cour.

Mais à côté des variations dont la cause est bien connue, les nombreuses analyses publiées jusqu'à ce jour établissent nettement qu'il y a des différences indi-

[1] *Loc. cit.*

[2] Proportions of animal and earthy matter in human bones. *The London and Edinburgh philosophic. magaz. and journal of science*, t. XIII, p. 155, 1838.

viduelles importantes. Il suit évidemment de là qu'il faut un nombre considérable d'analyses pour déduire des conclusions suffisamment justifiées.

VI

Ce n'est pas seulement la totalité des matières terreuses qui peut varier, les principes les plus importants qui en font partie paraissent soumis à des lois analogues. Les résultats de de Bibra, de M. Frémy, de M. Milne-Edwards démontrent que le rapport du carbonate de chaux au phosphate de chaux augmente avec l'âge, ou, en d'autres termes, que la quantité d'acide phosphorique diminue, tandis que celle d'acide carbonique augmente. Les analyses de Wildt[6] sur des lapins sont aussi, à cet égard, très concluantes.

	ACIDE CARB.	CHAUX	MAGNÉSIE	ACIDE PHOSP.
1 jour après la naissance. . .	3,65	52,17	1,38	42,05
3 jours — — . . .	3,84	52,16	1,36	42,13
14 — — . — . . .	3,99	52,10	1,26	42,19
1 mois — — . . .	4,00	51,91	1,22	42,20
2 — — — . . .	4,52	52,10	1,09	41,64
3 — — — . . .	4,69	52,49	1,01	41,03
4 — — — . . .	4,92	52,60	1,02	40,80
6 — — — . . .	4,94	52,64	1,05	40,80
8 — — — . . .	5,54	52,78	0,93	40,05
1 an — — . . .	5,71	52,61	0,91	40,04
2 — — — . . .	5,81	52,76	0,93	39,78
3 à 4 ans — — . . .	5,66	52,84	0,83	39,80

Il ressort évidemment de ce tableau, outre l'augmentation progressive du rapport $CO_2 : PO_5$, la fixité remar-

[1] *Op. cit.*

quable de la chaux. La magnésie diminue assez régulièrement; mais ce résultat nous paraît de bien moindre
importance relativement aux échanges qui se passent dans
le tissu osseux.

Dans le tissu spongieux, le rapport $CO_2 : PO_5$, augmente
d'après Frerichs et M. Milne-Edwards ; cela correspond
parfaitement à la diminution de l'acide phosphorique
que nous avons toujours trouvée dans les os spongieux.
La théorie des variations réciproques du carbonate et du
phosphate de chaux, fait l'objet d'un chapitre extrêmement intéressant de la thèse inaugurale de M. Milne-
Edvards. Déjà M. Dumas[1], voyant des lames d'ivoire se
dissoudre dans des flacons d'eau de Seltz, avait dit :
« Cette propriété montre comment, dans l'économie animale, les os peuvent se dissoudre par l'action du sang
veineux, riche en acide carbonique. » M. Milne-Edwards
établit par une série d'expériences ingénieuses que
lorsque du phosphate basique de chaux se dissout dans
l'acide carbonique, il se forme du carbonate de chaux. Sa
théorie est la déduction logique de ce fait. Le carbonate
de chaux est un produit de la décomposition effectuée par
le sang chargé d'acide carbonique. Chez l'enfant, la circulation est rapide, les produits de décomposition sont
rapidement enlevés, le carbonate de chaux diminue, le
phosphate de chaux augmente relativement ; il en est de
même dans les os jeunes, dans le cas d'une fracture, par
exemple. Et si dans le tissu spongieux, le phosphate de
chaux est en moindre quantité, c'est que, comme on le
sait, depuis les travaux de Duhamel et de Flourens, le

---

[1] Note sur le transport du phosphate de chaux dans les êtres organisés.
Comptes rendus de l'Académie des sciences, t. XXIII, p. 1018, 1846.

tissu spongieux est un tissu en voie de résorption, où les produits de décomposition sont en plus forte proportion. Ces idées nous paraissent absolument rationnelles et nous les adoptons complètement.

VII

Nous allons maintenant exposer, aussi brièvement que possible, les méthodes d'analyse que nous avons employées. Quatre opérations préliminaires sont nécessaires : enlever le sang et la moelle, qui ne font pas partie du tissu osseux, laver un certain temps à l'eau distillée, enlever la graisse, enfin dessécher. En soumettant les os bien ruginés à un courant d'eau un peu fort, on les débarrasse bien du sang et des matières organiques étrangères ; l'opération, très simple pour les os compactes, demande plus de temps pour les os spongieux ; il est absolument nécessaire qu'ils prennent alors une coloration blanc jaunâtre uniforme, sous peine d'avoir, après calcination, des os contenant des traces de fer ou autres impuretés. On les soumet alors à une courte dessiccation dans l'étuve ; cela permet de les concasser facilement dans un mortier, chose impossible sur des os frais, qui ont une élasticité considérable. Le traitement antérieur a privé le plus souvent l'os de ses sels solubles, surtout phosphates alcalins : le lavage à l'eau distillée ne doit donc pas être prolongé, d'autant plus que, d'après Wöhler, l'eau dissoudrait à la longue un peu de phosphate de chaux. Il faut alors enlever la graisse et nous nous sommes servis pour

cela d'éther bouillant: nos os, réduits en très petits fragments, étaient placés dans un ballon contenant de l'éther
surmonté d'un réfrigérant à courant continu ; la vapeur
de l'éther soumis à l'ébullition se condensait dans le réfrigérant, puis retombait goutte à goutte dans le ballon.
Ce traitement durait un jour entier, puis les os étaient
lavés à l'éther, lavés à l'eau distillée, puis mis à dessécher
dans l'étuve, jusqu'à ce qu'ils ne perdissent plus de
poids. Nous avons constaté après d'autres observateurs,
que, pour obtenir le poids constant, il est nécessaire de
porter la température à 120° ou 130°, et de faire durer
la dessiccation au moins de sept à huit heures.

Pour doser la quantité de matière terreuse, nous avons
employé le procédé de la calcination. A cet effet, nous
nous sommes servi du four à gaz Perrot. Les os, pesés
avec soin et placés dans un creuset de biscuit, sont portés
dans le four, qui arrive rapidement à la température du
rouge blanc. Cette opération dure une heure environ. On
éteint alors et on laisse refroidir le creuset sur place ; le
produit obtenu doit être parfaitement blanc. A la température du rouge blanc, le carbonate de chaux s'est décom-
posé et a donné lieu à une certaine quantité de chaux
libre ; il faut restituer l'acide carbonique perdu ; on traite
à cet effet le produit de la calcination par le carbonate
d'ammoniaque, jusqu'au rouge sombre seulement.
Wibel [1] a avancé que cette opération ne suffisait pas pour
restituer tout l'acide carbonique à l'os ; cette opinion est
particulière à son auteur et le procédé dont nous nous

---

[1] Die constitution der Knochen phosphates insbesondere die existenz und
Bildung einer basischer Verbindung. *Journal für praktische Chemie*, IX,
p. 113, 1874.

somme servis est usité en France et en Allemagne d'une
façon générale. Pflüger[1], dans des recherches récentes
faites avec la pompe à mercure, a démontré que la quantité d'acide carbonique, faiblement retenue dans les os,
est très minime, et peut être négligée à côté de celle qui
entre en combinaison avec la chaux. Le creuset est ensuite
porté sous l'exsiccateur, et le contenu pesé après refroidis-
sement ; on le réduit en poudre fine, on le dessèche de
nouveau et la poudre peut être employée au dosage des
diverses matières minérales.

Nos recherches à ce point de vue n'ont porté que sur
l'acide phosphorique. Les principes autres que le phosphate et le carbonate de chaux entrent en trop faible
proportion pour que leurs variations puissent influer
sensiblement sur l'appréciation des résultats, surtout au
point de vue physiologique ou pathologique. Lorsque nous
aurons une diminution d'acide phosphorique, nous pour-
rons conclure à la diminution du phosphate de chaux ;
par suite, à une augmentation de carbonate de chaux, et
réciproquement. Nous nous sommes servi de la méthode
du molybdate d'ammoniaque. Notre ami, M. J. Peter,
chef des travaux de chimie à la Faculté de médecine, a
exposé, dans la thèse inaugurale de M. J. Tessier[2], ce
procédé, qui lui a permis d'exécuter avec succès des
dosages d'acide phosphorique extrêmement délicats. La
plupart des auteurs admettant que le phosphomolybdate
d'ammoniaque ne présente pas une composition constante, conseillent de se servir du molybdate d'ammoniaque

---

[1] Bestimmung der kohlensäure der lebendigen knochen. *Archiv. für gesammte Physiologie*, t. XV, p. 366.

[2] *Du diabète phosphatique*, thèse de Paris, 1877.

pour précipiter l'acide phosphorique, puis d'employer le procédé du phosphate ammoniaco-magnésien pour le dosage. En agissant avec beaucoup de soin, et en se mettant toujours dans les mêmes conditions, on peut opérer par la simple pesée, après précipitation par le molybdate ; les résultats obtenus concordent parfaitement avec ceux des autres méthodes. Nous donnons ici la préparation de la liqueur, d'après M. Peter :

« Faire dissoudre 100 grammes de molybdate d'ammoniaque dans 400 grammes d'ammoniaque ; par l'agitation, la dissolution s'effectue peu à peu. Ajouter par petites portions cette liqueur à 1 litre d'acide azotique ordinaire ; il faut agiter constamment et prendre garde que le liquide ne s'échauffe ; dès qu'il a atteint une température supérieure à celle de la main, il faut rafraîchir le ballon dans lequel on fait le mélange au moyen d'un courant d'eau froide. Chaque fois que l'on fait tomber un peu de la solution ammoniacale dans l'acide, il se produit un trouble blanc qui disparaît au bout d'un instant ; on ajoute alors de nouveau la solution, et ainsi de suite. Quand les liquides sont complètement mélangés, on ajoute de l'eau pour faire 2 litres 500 centimètres cubes. Il faut laisser cette liqueur à une chaleur tiède pendant deux jours, pour faire déposer le phosphore que des impuretés peuvent y avoir introduit, on filtre ensuite, et la liqueur peut être employée. »

Il est convenable d'opérer seulement sur 0,10 de poudre d'os, à cause du poids considérable du précipité, environ vingt-sept fois plus lourd que la quantité d'acide phosphorique contenue. La poudre est dissoute à chaud dans un verre de Bohème, dans une petite quantité d'eau additionnée de quelques gouttes d'acide nitrique. On verse alors dans le vase à précipiter 50 centimètes cubes de la liqueur molybdique ; on agite de temps en temps au début, puis on laisse reposer au moins douze heures dans une étuve dont la température ne doit pas dépasser 40°. En décantant quelques gouttes avec une pipette et y ajoutant une faible quantité de molybdate, on peut s'assurer que la précipitation est bien complète. Nous laissons de nouveau la parole à M. Peter :

« On coupe alors deux filtres de 4 ou 5 centimètres de rayon, et on les pèse séparément ; on met le plus lourd à l'intérieur, et on les mouille légèrement avec de l'eau distillée, en les mettant sur un petit entonnoir. On filtre alors, de manière à recueillir le précipité, puis on lave la capsule et le filtre avec 100 centimètres cubes d'eau aiguisée de 1 centimètre cube d'acide nitrique. On termine en lavant avec 50 centimètres cubes d'eau distillée. On dessèche alors à 100°, jusqu'à ce que les filtres commencent à prendre une légère teinte bleue. On arrête à ce moment la dessiccation, on laisse refroidir, et on fait la tare du filtre intérieur seul ; on le remplace sur le plateau de la balance par le filtre extérieur, et on ajoute les poids nécessaires pour rétablir l'équilibre. Le précipité égale donc la somme de ces poids, moins la différence de poids des deux filtres. » On multiplie le poids obtenu par 3,733 et l'on divise par 100, le résultat est la quantité d'acide phosphorique contenue dans la poudre d'os soumise à l'analyse. Ce procédé nous a permis de doser l'acide phosphorique dans des cas où la quantité de matière dont nous disposions ne nous aurait pas permis de le faire par aucune autre méthode.

CHAPITRE II

INFLUENCE DE L'ALIMENTATION AU POINT DE VUE CLINIQUE ET EXPÉRIMENTAL

I

Les premières expériences faites pour élucider la question de l'influence de l'alimentation sur la nutrition osseuse remontent à plus de quarante ans ; elles furent faites exclusivement au point de vue de la pathogénie du rachitisme. M. J. Guérin qui, au début de ses recherches, avait cru que l'allaitement prolongé était la cause efficiente du rachitisme, annonçait, en 1838, à l'Académie de médecine[1], qu'il avait produit la maladie de Glisson par le

[1] *Gaz. méd. de Paris*, t. VI, p. 332, 1838.

sevrage prématuré, et une nourriture composée de pain et de viande. Au point de vue qui nous occupe, il signalait « le gonflement général des épiphyses, les courbures des membres avec déplacements articulaires spontanés plus ou moins considérables, difficulté extrême de marcher ». Trousseau[1] adoptait la même opinion, mais sans apporter de nouveaux faits expérimentaux.

Chossat[2] étudiant les effets de l'inanition, produisit, par la privation de sels calcaires, le marasme et la mort chez des pigeons; « mais, ajoute-t-il, le résultat le plus remarquable de ces expériences a été l'altération du système osseux, qui en a été la conséquence. En effet, la privation prolongée de sels calcaires finissait par rendre les os tellement minces, que même pendant la vie, ils se fracturaient avec une grande facilité. »

Et plus loin, « chez un autre pigeon, le sternum était aussi singulièrement altéré. Avant de commencer l'autopsie, je trouvai la crête de cet os mobile, presque comme si elle était devenue cartilagineuse; l'ayant examinée après l'incision du corps, la substance osseuse avait disparu en beaucoup d'endroits et ne paraissait remplacée que par le périoste. » Mais les auteurs précités n'ont malheureusement pas donné d'analyses, et leurs expériences manquent ainsi de précision au point de vue spécial auquel nous nous sommes placé.

---

[1] *Cliniques*, éd. posthume, p. 520.
[2] *Comptes rendus de l'Acad. des sciences*, XIV, p. 452, 1842.

II

Celles de Bibra[1], au contraire, sont absolument concluantes. Cet auteur prit deux canes pondant depuis quelques jours, les nourrit avec des pommes de terre et et de l'orge mondée, donnant à l'une seulement des sels calcaires : cette dernière continua à pondre régulièrement ; l'autre, au contraire, pondit des œufs à coquille de plus en plus mince et fragile, puis ne pondit plus du tout. On les sacrifia alors et voici les résultats de l'auteur :

	FÉMUR		TIBIA		HUMÉRUS	
	N° 1	N° 2	N° 1	N° 2	N° 1	N° 2
Phosphate de chaux. . . .	57,17	66,79	56,52	63,44	56,66	68,57
Carbonate de chaux. . . .	8,27	10,26	9,30	10,46	10,51	8,03
Phosphate de magnésie. . .	1,81	2,20	1,72	2,30	1,90	2,30
Sels solubles.	0,60	0,40	0,60	0,70	0.80	0,70
Substance cartilagineuse. .	31,25	19,55	30,93	22,30	29,40	19,80
Graisse.	0,90	0,80	0,93	0,80	0,73	0,00
	100,00	100,00	100,00	100,00	100,00	100,00
Substance organique. . . .	32,15	20,35	31,86	23,10	30,13	20,40
Substance inorganique. . .	67,85	79,65	68,14	76,90	69,87	79,60
	100,00	100,00	100,00	100,00	100,00	100,00

Il y a là une diminution considérable de matières terreuses portant relativement surtout sur le phosphate de magnésie et à peu près également sur le phosphate et sur le carbonate de chaux

M. Milne-Edwards[2] a pris des chiens de la même portée ; il a nourri les uns avec de la viande et de la graisse, les autres avec des féculents et 500 grammes de sucre par jour ; tous pouvaient ronger des os bouillis. Après trois

[1] *Op. cit.*
[2] *Op. cit.*

mois de ce régime, il constata que les chiens nourris à la viande étaient plus vigoureux. « Un des chiens nourris de féculents, dit-il, était presque devenu rachitique. » Cependant la diminution de la matière terreuse n'était pas très considérable, et il ne faut pas s'en étonner, ces animaux ayant à leur disposition des os bouillis.

CHIENS TUÉS AU BOUT DE TROIS MOIS DE RÉGIME SUCRÉ

	FÉMURS	
	N° 1	N° 2
Matière organique.	35,5	36,3
Matière inorganique.	64,5	63,7
	100,00	100,00

CHIENS TUÉS AU BOUT DE TROIS MOIS DE RÉGIME DE VIANDE ET GRAISSE

	FÉMURS	
	N° 1	N° 2
Matière organique.	33,9	32,9
Matière inorganique.	66,1	67,1
	100,00	100,(0

La différence portait surtout sur le carbonate de chaux ; les os des chiens soumis au régime sucré en contenaient sensiblement moins, « le sang chargé de sucre, ajoute l'auteur, pouvait peut-être dissoudre plus facilement le carbonate de chaux. » Cette idée, émise déjà par Stiebel, a été probablement le point de départ des expériences sur l'acide lactique dont nous aurons à parler. Elle a été reprise et développée avec talent par M. J. Tessier dans sa thèse inaugurale.

Les recherches de Friedleben[1] viennent à l'appui de

---

[1] Consignées dans l'ouvrage de Ritter von Rittershain, *Die pathologie und therapie der rachitis*, Berlin, 1863, et reproduites par L. Tripier dans l'article « Rachitisme » du *Dict. encyclopédique des sciences médicales*.

celles de ses devanciers, il a produit par la privation de sels calcaires une diminution de la matière· terreuse de ·près de moitié. M. L. Tripier, étudiant la pathogénie du rachitisme, a fait un certain nombre de recherches expéri- mentales, exposées dans son article du *Dictionnaire ency- clopédique;* il a opéré sur des chats, des chiens, des pou- lets. Les chats étaient âgés de quinze jours ; ceux qui avaient été soumis à une alimentation exclusivement animalisée, présentaient une augmentation légère de matières ter— reuses, relativement aux animaux laissés avec leur mère ; ceux qui avaient été soumis à une alimentation exclusi- vement lactée, présentaient une diminution peu impor- tante ; ils étaient, du reste, morts assez rapidement, ceux qui étaient nourris à la viande au bout de dix à onze jours ; ceux qui étaient nourris au lait, au bout de quinze à vingt jours. Pour les chiens âgés de un mois et huit jours, l'un était soumis à l'alimentation animale, l'autre à l'alimenta- tion lactée. Ils furent sacrifiés au bout de trois mois ; le second présentait un poids moins considérable, et 4 1/2 0/0 environ de substance inorganique de moins que le pre- mier. Les poulets âgés de deux mois étaient nourris avec du millet décortiqué, l'un dans une cage au-dessus du sol, l'autre dans une cage sans fond, pouvant par conséquent picoter par terre. Tous deux, l'un mort, l'autre sacrifié au bout de un mois et demi, présentaient une différence de poids des 2/3 avec l'animal témoin, laissé avec sa mère ; le squelette du premier offrait une diminution de 10 0/0 de matières terreuses ; celui du second, une différence de 4 0/0. Aucun de ces animaux, du reste, ne présentait les lésions du rachitisme.

III

D'après les études de M. Samson[1] sur l'élève du bétail, si l'on donne aux animaux une nourriture très abondante et très saine pour forcer leur développement, on rend leurs os plus riches en principes minéraux ; il a trouvé, par exemple, dans ce cas, 67,7 0/0 de matières minérales dans le fémur, tandis que le fémur d'un animal de même âge et de même espèce, ne donnait que 61,4 0/0. Au contraire, en Allemagne, Zalesky[2] n'avait pas trouvé de différence dans les os d'animaux nourris les uns avec un excès de phosphates, les autres avec un excès de chaux. Les anciens auteurs vétérinaires allemands donnent la description d'une maladie du tissu osseux de l'espèce bovine, offrant beaucoup de rapport avec l'ostéomalacie observée chez l'homme ; elle est caractérisée par des déformations et des fractures, qui ne se consolident pas, affecte surtout les femelles pleines et les laitières. En France, elle n'a été bien connue que depuis 1865, époque où elle apparut et régna quelque temps en Alsace-Lorraine. Elle fut bien étudiée par M. Zundel, qui en fit un rapport très complet. La maladie reparut, en 1870-71, en Bourgogne. Il est absolument démontré que cette affection est en rapport direct avec la mauvaise qualité du fourrage ; elle apparaît surtout dans les pays pauvres, sablonneux ; lorsque la sécheresse n'a pas permis

[1] In A. Gauthier, *Chimie appliquée à la physiologie*, etc., t. I, p. 361, 1874.

[2] *Op. cit.*

aux plantes de puiser des éléments suffisants de nutrition. M. Kopp (de Strasbourg), MM. Lucanus, Hoffmann (de Prague) ont signalé une augmentation considérable de la graisse du squelette. M. Nessler a trouvé que les os contenaient plus de graisse, moins de cendres, et dans celles-ci moins d'acide phosphorique. Quel que soit le nom qu'il convienne de donner à l'affection qui nous occupe, dénommée anciennement fragilité des os, cachexie osseuse, et qu'il faudrait peut-être appeler ostéomalacie, d'après M. Bouley [2], l'influence de l'alimentation y est incontestable, et nous voyons qu'elle a pour résultat une diminution notable de la matière terreuse et spécialement de l'acide phosphorique.

Cette conclusion cependant semble infirmée par les recherches de Weiske [2]. Cet auteur a cherché à démontrer dans plusieurs séries d'expériences que la privation d'acide phosphorique et de chaux n'entraîne pas de modification du squelette. Il a opéré d'abord sur des animaux adultes; ceux-ci mouraient d'épuisement et de marasme, mais leurs os avaient une composition identique à ceux d'animaux bien nourris et placés d'ailleurs dans les mêmes conditions. Puis en collaboration avec Wildt [3], il a opéré sur de jeunes animaux, des agneaux âgés de deux mois et demi : le résultat est le même que chez les adultes; l'agneau privé d'acide phosphorique pèse beau

---

[1] *De l'ostéomalacie chez l'homme et les animaux domestiques*, thèse de Paris, 1874. C'est dans ce travail que nous avons puisé les documents sur cette affection.

[2] Ueber den Einfluss von Kalk oder Phosphorsaüre armer Nahrung auf die Zusammensetzung der Knochen. *Zeit. für Biologie*, VII, 1871.

[3] Unters. über die Zusammensetzung der Knochen, etc. *Zeit für Biologie*, IX, 1873.

coup moins que celui qui sert de terme de comparaison ;
l'agneau privé de chaux pèse encore moins, il y a dimition de la masse osseuse, mais le rapport des éléments
n'est pas changé. Forster [1] s'est élevé contre les conclusions des auteurs et a démontré sur des chiens qu'une
nourriture insuffisante en chaux produisait incontestablement une diminution du rapport de la chaux aux autres
éléments du tissu osseux.

Dans des expériences plus récentes, Roloff [2] aurait
produit les lésions au rachitisme par la privation longtemps prolongée de sels de chaux chez de jeunes chiens,
et la contre-épreuve fut fournie par un de ces animaux
qui guérit au bout de trois mois, par l'usage du phosphate
de chaux. L'auteur n'aurait pas pu expérimenter chez les
chèvres et chez les moutons, ces animaux refusant absolument la nourriture préparée. Est-ce vraiment les lésions
du rachitisme que S. Roloff a reproduites, ou n'a-t-il
obtenu, comme nous le pensons, qu'une friabilité et
un appauvrissement du squelette en principes minéraux,
analogue à celui qu'ont obtenu les autres expérimentateurs ? Nous n'avons pu nous procurer le texte original
de la communication, dont les détails doivent sans doute
permettre de se prononcer à cet égard. Il en est de même
des résultats obtenus par Erwin Voit [3] sur de jeunes animaux auxquels il donnait une nourriture dépourvue de sels
calcaires ; il a observé que l'ossification ne se faisait pas

---

[1] Ueber die Verarmung des Körpers, speciell der Knochen an Kalk, bei
ungenügender Kalkzufuhr. *Zeit für Biologie*, XII, 1876.

[2] Ueber Osteomalacie und Rachitis. *Anal. in centralblatt für die med.*
Wissenchaft., nᵒ 37, 1879.

[3] Ueber die Bedeutung des Kalkes für die thierischen organismus. *Zeit.
f. Biol.*, XVI, p. 55, 1880.

et que le rachitisme apparaissait, et d'autant plus rapidement que les sels faisaient plus complètement défaut ;
chez des animaux plus âgés, la substance inorganique des
os déjà formés est dissoute et passe dans les sucs nutri-
tifs, aussi l'osséine de nouvelle formation n'en est-elle
pas complètement dépourvue, tandis que les os anciens
sont moins riches en matières terreuses, qu'avant l'expérience. L'auteur a, du reste, soin de prévenir que, pour lui,
le rachitisme consiste exclusivement dans l'absence de
sels calcaires dans les os, à part cela normaux. Il
n'entre pas dans notre sujet de discuter cette opinion
qui tendrait à faire admettre l'identité du rachitisme et de
l'ostéomalacie, idée soutenue autrefois avec tant de talent
par Trousseau et Lasègue[1]. Quoi qu'il en soit, nous croyons
qu'il est difficile de se soustraire à cette conclusion, que
l'alimentation a une influence incontestable sur la nutrition
intime du tissu osseux. Une alimentation insuffisante ap-
pauvrit les os en sels minéraux, et il nous semble que
c'est ainsi que les expériences de M. J. Guérin, mentionnées au début de ce chapitre, doivent être envisagées ;
il est évident que les chiens n'assimilaient pas la nourriture qui leur était destinée ; ils se trouvaient dès lors à
l'état d'animaux soumis à l'inanition, et quant aux lésions
rachitiques qu'il a observées, nous admettons facilement
avec M. L. Tripier, qu'il a opéré sur des animaux pré-
disposés. La privation de sels calcaires se traduit par un
appauvrissement de l'os en chaux. L'animal soumis à
l'inanition minérale puise dans son squelette comme dans

---

[1] *Arch. de médecine*, 1849; *Union médicale*, 1850; *Cliniques de Trousseau*, éd. posth., p. 521.

une réserve la chaux dont il a besoin pour entretenir la nutrition de ses tissus.

IV

Du reste, on s'est avancé plus loin encore dans cette voie, et l'on a cherché si, en substituant aux sels calcaires dans l'alimentation, des sels, tels que ceux d'alumine, de magnésie, de strontiane, on parviendrait à substituer ces bases à la chaux dans le tissu osseux. Les premiers essais dus à M. Milne-Edwards [1] n'aboutirent pas : mais les résultats obtenus par M. Roussin [2] d'abord, puis plus récemment M. F. Papillon [3], sont absolument affirmatifs : ce dernier auteur a obtenu ainsi jusqu'à 6,95 d'alumine, 3,56 de magnésie pour 100 de cendres d'os. Il est arrivé aussi à faire assimiler la strontiane. Ses conclusions attaquées par H. Weiske, ont été soutenues par König [4], Aronheim, qui ont apporté de nouvelles preuves à l'appui. Si donc M. Chevreul [5] pouvait écrire en 1840 : « Il n'y a pas aujourd'hui un seul cas de transformation de

---

[1] Expériences sur la nutrition des os. *Annales des sciences naturelles*, 1861, 4e série, t. XV, p. 254.

[2] *Bulletin de la Société chimique de Paris*, 1861.

[3] Recherches expérimentales sur les modifications de la composition immédiate des os. *Journal de l'anatomie et de la physiologie*, VII, 1870-1871, p. 152.

[4] Substitution des Kalkes in den Knochen. *Zeit. für Biologie*, X, 1874, et XI, 1875.

[5] Réflexions sur la nécessité de l'intervention des sciences physico-chimiques dans les recherches d'organogénie, sur la formation de nouveaux produits sous l'influence d'une maladie, et la transformation des tissus. *Journal des savants*, p. 722, Paris, 1840.

tissu dans l'économie animale qui soit chimiquement
démontré, » ces paroles ne sont plus vraies à l'heure ac-
tuelle, la substitution organique est possible expérimen-
talement et probablement pathologiquement.

V

L'observation de la dissolution rapide du tissu osseux
dans les acides, entrée depuis longtemps dans le domaine
public, devait naturellement faire éclore une théorie sur
la genèse du ramollissement pathologique des os; nous
avons vu plus haut l'opinion de Haller. A ce point de
vue, croyons-nous, la chose est encore à démontrer;
mais physiologiquement, d'après les expérience récentes,
le fait existe d'une façon indéniable. Stiebel considérant
l'arrivée incessante dans l'économie de sucre de lait, de
gomme, d'amidon et la transformation facile de ces principes en acide lactique, pensa que chez les rachitiques,
c'était cet acide produit dans l'estomac qui dissolvait la
matière terreuse des os. Cette idée paraît dominer toutes
les recherches faites sur l'action physiologique des acides
dans l'organisme, au point de vue du tissu osseux : et l'on
s'est presque toujours servi d'acide lactique.

En 1873, Heitzmann[1] communiquait à l'Académie de
Vienne des expériences dans lesquelles il avait produit
des lésions tenant à la fois de l'ostéomalacie et du rachitisme chez des chiens, des chats, des lapins et un écureuil;

---

[1] Uber künstliche Hervorrufung von Rachitis und Osteomalacie. *Wien
med. Presse*, 1873.

il s'était servi des injections sous-cutanées. Ce fait produisit une certaine émotion dans le monde scientifique. L'année suivante, au Congrès de Lille, M. L. Tripier, annonçait que, par l'administration journalière de 2 à 8 grammes d'acide lactique par les voies digestives, il n'avait pu reproduire sur les mêmes animaux les altérations osseuses signalées par Heitzmann. Faisons seulement remarquer ici que la voie d'absorption n'était pas la même. D'autres auteurs, et parmi eux le professeur Vogt[1], instituèrent des expériences sur des lapins, pour contrôler les assertions d'Heitzmann ; le résultat fut une véritable hyperplasie du tissu osseux avec accroissement de l'os, en longueur et en épaisseur, mais ni rachitisme, ni ostéomalacie ; la chose n'est pas étonnante lorsqu'on lit le détail des opérations. L'opérateur commençait par inciser la peau, puis l'os, soulevait le cartilage de conjugaison de l'extrémité inférieure du tibia, et faisait une injection d'acide lactique pur dans la diaphyse. Le tissu osseux n'en demande pas tant pour réagir, et ces expériences semblent faites pour corroborer les travaux de M. Ollier, s'il en était besoin, et non pour réfuter les conclusions de Heitzmann.

L'observation suivante, de M. Haubner[2], vient encore à l'appui de l'opinion affirmative. L'auteur a remarqué que dans les environs des fonderies de Freiberg, en Saxe, les végétaux présentaient une réaction acide, et il a constaté sur le bétail du pays les lésions du rachi-

---

[1] Ueber Wirkung der Milchsaüre auf Knochen Wachsthum. *Berlin klin. Wochenschrift*, n° 34, 1875.

[2] Rachitis und Tuberculose beim Rinde nach Hüttenrauchfutter, *Jahresber. der Dresdner Gesellschaft für Natur und Heilkunde*, p. 115, 1875-1876.

tisme chez les jeunes animaux, et de l'ostéoporose chez les adultes Tous les organes des animaux malades étaient acides ; le contenu des trois premiers estomacs, de l'in-testin, la salive, la moelle osseuse, l'urine présentaient une réaction acide, et l'urine contenait du phosphate de chaux. Depuis qu'on a introduit dans les usines des procédés de condensation qui retiennent l'acide sulfureux, la maladie a disparu. Se plaçant à un autre point de vue, M. J. Teissier[1] a fait absorber de 10 à 20 grammes d'acide lactique par jour à un lapin, chez lequel il avait fait auparavant une fracture qui s'était bien consolidée avec cal volumineux ; au bout de quinze jours de ce régime, le cal s'était résorbé, l'un des fragments venait perforer la peau ; en même temps, l'excrétion d'acide phosphorique était six fois plus considérable. L'analyse chimique montra que les phosphates avaient notablement diminué dans les os et dans le tissu musculaire. Dans un mémoire plus récent, Siedamgrostzky et Hofmeister[2] ont étudié l'action de l'acide lactique sur les herbivores. Pour eux, il n'est pas douteux que l'ingestion prolongée n'ait une action dissolvante sur les os ; le phénomène est bien plus prononcé chez des animaux en voie de développement que chez les adultes. La chaux et l'acide phosphorique disparaissent dans les mêmes proportions, tandis que la magnésie reste à peu près fixe. Du reste, les os altérés ne présentent qu'à un faible degré les lésions du rachitismes et nullement celles de l'ostéomalacie. Les expé--

[1] *Loc. cit.*

[2] Die Einwirkung andauernder Milchsäureverabreichung auf die Knochen der Pflanzenfresser. *Arch. für Thierheilkund.*, 1879. *Analys. in central-blatt für die med. Wissench.*, 1879, nᵒ 44.

riences faites avec l'acide chlorhydrique ont donné des résultats négatifs.

En somme, il nous semble que l'influence de l'acide lactique, sinon celle de tous les acides, absorbé, soit par la méthode sous-cutanée, soit par la méthode intestinale, est indubitable. On obtient une diminution sensible des principes minéraux du tissu osseux. Dans quelle mesure ces résultats peuvent-ils élucider la pathogénie du rachitisme et de l'ostéomalacie? C'est une étude que ne comporte pas le sujet de notre travail et que nous n'aborderons pas.

CHAPITRE III

INFLUENCE DES ÉTATS GÉNÉRAUX MORBIDES

I

On vient de voir l'influence considérable que l'alimentation paraît exercer physiologiquement sur la composition des os. L'importance de la grossesse et de la lactation dans la pathogénie de l'ostéomalacie est aujourd'hui chose indiscutable. Il en est de même des lésions du système nerveux ; mais ce dernier point devant faire l'objet du chapitre suivant, nous y renverrons tout ce qui s'y rapporte. La grossesse et la lactation agissent évidemment par la déperdition considérable du phosphate de chaux nécessaire à la formation du squelette du fœtus et à l'accroissement du nourrisson ; la preuve en est fournie par les douleurs du bassin, fréquentes après la parturition, les ostéophytes extra-crâniennes trouvées par Rokitansky et Ducrest, les plaques calcaires du bassin décrites par Follin, sur des femmes mortes en couches, ou peu après.

Mais d'autres affections s'accompagnent aussi soit d'alimentation insuffisante, soit de pertes de phosphates exagérées. Les phtisiques, par exemple, ingèrent toujours une faible quantité d'aliments, en rejettent souvent tout ou la plus grande partie et, en somme, assimilent très peu comme le prouve leur amaigrissement progressif et le marasme profond qui conduit à la mort dans cette affection ; d'un autre côté, ils désassimilent beaucoup, ils sont souvent atteints de diarrhées incoercibles ; il serait même très intéressant de rechercher quelle est la quantité de phosphates éliminés par cette voie. M. J. Tessier[1] a essayé de montrer qu'au début de la phtisie pulmonaire l'élimination phosphatique de l'urine était notable. Chez ces malades, on trouve assez souvent des douleurs dans la continuité des membres, dont l'origine n'est pas toujours facile à expliquer. L'observation suivante, rapportée par l'auteur que nous venons de citer, nous paraît remarquable à ce point de vue :

« OBSERVATION IX[2]. — *Phtisie tuberculeuse, douleurs épiphysaires généralisées, phosphaturie.* — Le malade rendait 16 gr. 20 de phosphates terreux par jour. A l'autopsie, il y avait de vastes excavations pulmonaires.

« Le malade présentait sur le trajet des os longs principaux des points excessivement douloureux. Ces douleurs, parfois spontanées, étaient réveillées aussi par

---

[1] *Op. cit.*

[2] Nous ne donnons que la partie de cette observation qui a trait au sujet qui nous occupe.

la moindre pression. C'est au niveau des clavicules et du tibia qu'elles étaient le plus intenses. C'est à ce dernier titre que ce fait nous a paru présenter quelque intérêt. La coïncidence de ces altérations du squelette avec la phosphaturie est à remarquer. »

M. G. Daremberg [1] a montré, en outre, que l'expectoration des phtisiques contenait beaucoup de phosphates.

Chez le diabétique aussi, la désassimilation est considérable, et elle peut porter d'une façon très notable sur les phosphates, comme tend à le prouver le travail dont nous avons extrait l'observation précédente. Les suppurations prolongées, ostéites, arthrites, pleurésies, etc., s'accompagnent aussi d'une dénutrition considérable, augmentée encore par la déperdition locale. L'anémie pernicieuse est le type des affections qui conduisent lentement le malade à la mort par une déchéance nutritive progressive. Chez le dothiénentérique, l'évolution est moins longue, mais l'inanition est souvent à peu près complète, tandis que le flux intestinal lui fait subir des pertes considérables.

II

D'autre part, les altérations de la moelle des os ont pris depuis quelques années une grande importance en pathologie. On connaît les lésions qu'elle subit dans l'anémie progressive.

La présence de la congestion de la moelle, de son état

---

[1] *De l'expectoration dans la phtisie pulmonaire*, Paris, 1876.

lymphoïde, dans les affections marasmatiques, la phtisie, la diathèse cancéreuse, les maladies septicémiques, a de même été établie par les travaux de Neumann, Ponfick, Litten et Orth. Dans la fièvre typhoïde, M. Levesque[1], mon ami et ancien collègue le docteur Auboyer[2], ont trouvé fréquemment des altérations analogues. Cette vascularisation anormale de la moelle peut-elle influer sur la composition du tissu osseux qui en est baigné et auquel elle porte les éléments de sa nutrition ? C'était aussi la question que nous nous étions posée.

M. Milne Edwards[3], montrant le peu de confiance qu'on devait avoir dans les analyses faites sur des os humains au point de vue physiologique, exprimait le désir que ceux qui devaient s'occuper de ce sujet après lui indiquassent à côté de chaque analyse : 1° l'âge du sujet ; 2° la maladie à laquelle il avait succombé; 3° son état habituel de santé ; 4° les particularités de structure que présentait l'os ; 5° quelles sont les parties de cet os qui ont été soumises à l'analyse ? Cependant nous n'avons trouvé, pour les états généraux morbides, qu'une seule analyse de Volkmann[4], elle a été faite sur des os de phtisique; mais l'auteur ne donne pas de détail ; il a trouvé :

Matières terreuses. 60,0
Matière organique. 40,0

Ce qu'il exprime par le rapport suivant, la matière minérale est à la matière organique comme 1,5 est à 1.

[1] *De la périostite dans la conval. de la fièvre typh.*, thèse de Paris, 1879.
[2] *De la croissance et de ses rapports avec les maladies aiguës, fébriles, etc.*, thèse de Lyon, 1881.
[3] *Op. cit.*
[4] *Op. cit.*

Le chiffre de matière terreuse est faible ; mais nous avons déjà remarqué que les résultats donnés par Volkmann sont généralement au-dessous de la moyenne, ce qui tient peut-être à la manière dont les analyses ont été pratiquées.

Il était certain que les variations, en admettant qu'elles existassent, devaient se recontrer plus facilement sur des os de sujets jeunes : les différences observées d'après l'âge, l'expérimentation, appuyaient cette manière de voir. En conséquence, nous avons fait porter nos recherches sur des sujets dont l'âge ne dépassait pas trente ans, la composition des os présentant une certaine fixité sur les sujets arrivés au delà de cet âge. C'est à cause de cette condition que nous ne présentons qu'un diabétique et pas de cancéreux, la première de ces affections étant assez rare et la seconde exceptionnelle au-dessous de trente ans. Pour que les résultats fussent comparables, nous avons pris toujours le même os et toujours du même côté : le péroné droit, os facile à enlever, même sur des sujets dont l'autopsie n'est pas possible, a paru réunir les conditions les plus favorables ; d'autre part, nous avons pris une des côtes moyennes du côté droit comme os spongieux ; dans ce dernier os, nous avons seulement dosé l'acide phosphorique. Les méthodes suivies ont été indiquées déjà dans la première partie de ce travail. Les résultats sont exposés sous forme de tableau, ce procédé nous ayant semblé donner le plus rapidement et le plus clairement une idée exacte des conclusions ; les sujets sont rangés par ordre d'âge. (V. p. 46 et 47.)

A la première lecture de ce tableau, l'on constate facilement que, d'une manière générale, le rang d'âge est suivi. Sauf quelques exceptions, vraisemblablement imputables à des différences individuelles, il y a une augmentation progressive de la quantité de matières terreuses, 65,29 à 68,63 pour 100. Le n° 10 et le n° 11, deux phtisiques, paraissent bien un peu faibles à ce point de vue dans la série ; mais ce résultat ne se retrouve pas sur d'autres sujets atteints de la même affection. Le n° 22 est dans le même cas ; c'est la seule anémie progressive dont nous ayons pu nous procurer les os ; peut-être y avait-il là quelque résultat positif, mais de nouvelles recherches seraient nécessaires. Comme os de composition normale, nous n'avons que le n° 5, jeune fille morte du tétanos au bout de huit jours de maladie ; il est évident que l'état morbide n'avait pu modifier son squelette en si peu de temps ; on voit que les chiffres ne diffèrent pas notablement des autres. Nous avions pu nous procurer aussi les os d'un suicidé ; mais cet individu, dépassant de beaucoup la limite d'âge que nous nous étions imposée, n'entre pas dans notre tableau.

Au point de vue de l'acide phosphorique, on remarquera de suite que les chiffres de la dernière colonne, sont toujours plus faibles de 1 à 2 pour 100 que ceux de l'avant-dernière. Cela correspond à ce fait que les côtes, os essentiellement spongieux, contiennent moins de phosphate de chaux et plus de carbonate de chaux que le péroné, os entièrement compacte. On a vu plus haut que, chez les jeunes sujets, la proportion de phosphate de chaux était, en général, plus considérable ; nous croyons que cette différence doit être assez minime, et peut-être ne se rencontrer que chez les individus au-dessous de notre limite inférieure d'âge : en tous cas, on n'en trouve pas trace dans nos tableaux.

NOMS	AGE	CONSTITUTION	DIAGNOSTIC
1º X. Marie..	14 ans 1/2	Moyenne.	Phtisie pulmonaire.
2º Pélisson Joseph..	15 ans..	Apparence robuste.	Dothiénentérie..
3º Chaffardon Marie..	15 ans 1/2	Faible.	Phtisie pulmonaire.
4º Jacquet Marguerite..	16 ans..	Moyenne.	Tuberculose méning
5º Bontrand Constance.	16 ans..	Débilitée par des excès	Tétanos.
6º Tendille Théodore..	16 ans..	Chétive.	Phtisie pulmonaire.
7º Coulaud Augustine..	17 ans..	Faible.	Phtisie pulmonaire.
8º Alatto Luigi..	17 ans..	Assez bonne.	Dothiénenterie..
9º Petiot Sophie..	19 ans..	Moyenne.	Coxalgie supp. gauc
10º Compy Victoire.	19 ans..	Indispositions fréq.	Phtisie pulmonaire.
11º Cruppi Lorenzo.	19 ans..	Débilitée.	Phtisie pulmon. aigu
12º Villion Joseph.	19 ans..	Chétive.	Diabète sucré.
13º Grégoire Jules.	20 ans..	Assez robuste	Dothiénentérie..
14º Berger Eugène.	20 ans..	Malaises fréquents.	Myélite.
15º Barlet Marius.	21 ans..	Moyenne.	Phtisie pulmonaire.
16º Degat Jean.	21 ans..	Robuste.	Pleuro-pneumonie.
17º Bouquet Antoinette..	22 ans..	Bonne.	Néphrite.
18º Calvé Marie.	22 ans..	Moyenne.	Néphrite.
19º Dubief Françoise.	23 ans..	Moyenne.	Péritonite puérpérale.
20º Rosso Joseph..	25 ans..	Apparence assez rob.	Phtisie pulmonaire.
21º Paradis Marius..	25 ans..	Débile.	Phtisie pulmonaire.
22º Fister Alexisse.	26 ans..	Assez bonne.	Anémie progressive.
23º Sibué Jean.	26 ans..	Faible.	Pleurésie purulente.
24º Chatenond Joseph.	26 ans..	Très robuste.	Néphrite.
25º Gallois Hermépie.	28 ans..	Bonne.	Maladies nitrate.
26º Grange Isidore.	30 ans..	Assez robuste.	Maladies aortique.

OBSERVATIONS	PÉRONÉ			COTE
	OSSÉINE	MAT. TER.	AC. PHOSP.	AC. PHOSP.
et demi de maladie. Diarrhée abondante. . . .	34,71 0/0	65,29 0/0	39,73 0/0	38,78 0/0
de maladie. Diarrhée abondante.	34,89 —	65,11 —	39,94 —	39,15 —
t demi de maladie. Dia·rhée un mois avant la mort	33,59 —	66,41 —	41,51 —	39,75 —
rois semaines auparavant.	34,20 —	65,80 —	40,80 —	40,33 —
i huit jours.	33,09 —	66,91 —	42,10 —	40,93 —
depuis un an, mort détermine par une poussée igée.	34,10 —	65,90 —	39,80 —	39,44 —
depuis deux ans.	33,67 —	66,33 —	40,80 —	39,64 —
s de maladies, bronchite intense.	33,85 —	66,15 —	42,40 —	41,51 —
leux ans auparavant, gardait le lit depuis six mois.	32,18 —	67,02 —	41,62 —	40,69 —
ois de maladie. Thrombose des veines profondes du re inférieur gauche.	33,92 —	63,08 —	40,61 0/0	39,76 —
ois de maladie.	34,44 —	65,56 —	41,15 —	40,39 —
entérie trois ans avant la mort. Début du diabète à époque. Phtisie aiguë ayant débuté deux mois la mort.	33,19 —	66,81 —	38,15 —	37,5) —
rois jours de maladie.	33,30 —	66,70 —	42,14 —	41,08 —
cardiaque a déterminé la mort. Six mois de maladie.	34,34 —	66,66 —	39,69 —	39,18 —
le maladie.	32,60 —	67,40 —	40,04 —	39,06 —
s de maladie. L'épanchement était purulent .	32,10 —	67,90 —	40,05 —	39,56 —
in blanc, Alitée depuis deux mois, la menstruation arrêtée depuis six mois.	33,05 —	66,95 —	41,67 —	39,99 —
hée depuis quinze jours. Grossesse avait été normale.	33,33 —	66,67 —	40,66 —	40,01 —
n mois après l'accouchement.	32,27 —	67,73 —	40,24 —	39,84 —
deux ans auparavant. Alité depuis deux mois. hée abondante.	31,95 —	68,05 —	40,11 —	38,97 —
de maladie.	32,41 —	67,59 —	40,83 —	40,40 —
ois de maladie, pendant lesquels diarrhée abondante. hes deux mois avant la mort.	32,97 —	67,03 —	39,47 —	33,23 —
tubercules. Quarante-cinq jours de maladie. .	32,37 —	67,63 —	40,68 —	40,33 —
in blanc. Œdème datant de trois mois. Mort en s d'éclampsie.	32,66 —	67,34 —	40,24 —	39,83 —
tions depuis sept ans. Œdème apparut six mois ravant.	32,53 —	67,47 —	40,94 —	3J,73 —
yse cardiaque. Début quatre ans auparavant. .	3·,37 —	68,63 —	39,75 —	39,84 —

Le chiffre le plus inférieur, soit pour le péroné, soit pour les côtes, est fourni par le n° 12 : c'est le seul diabétique que nous ayons eu à notre disposition. La diminution de l'acide phosphorique est notable : ce fait viendrait à l'appui de la théorie de la transformation possible du glucose en acide lactique, que nous avons mentionnée plus haut. Nous n'avons pu vérifier le fait dans d'autres cas, ce que nous nous proposons de faire dès que l'occasion s'en présentera. Le n° 22, anémie progressive, présente aussi un chiffre d'acide phosphorique relativement faible : on a déjà vu pour ce même sujet que la proportion de matières terreuses était inférieure à celle des individus de même âge. Mais il est évident qu'une seule analyse ne suffit pas pour se prononcer. Les n°ˢ 18 et 19 sont deux femmes qui venaient d'accoucher récemment ; on ne remarque pas de différence bien notable avec les termes inférieurs et supérieurs de la série, ni au point de vue de la totalité des matières minérales, ni au point de vue de l'acide phosphorique.

En somme, nous croyons que la conclusion qui s'impose est que les maladies qui troublent profondément l'équilibre d'assimilation et de désassimilation comme la phtisie, la dothiénentérie, la cachexie cardiaque, n'ont pas d'action sur la composition intime des os. La même conclusion nous paraît applicable à la grossesse en général, faisant des réserves pour les cas bien démontrés, où les accouchées et les nourrices sont devenues ostéomalaciques. Pour l'anémie progressive et le diabète sucré, nous ne pouvons que mettre un point d'interrogation, en attendant que de nouveaux cas se présentent à nos recherches.

III

.. Nous devons à l'obligeance de notre ami, le docteur G. Mondan, une observation très intéressante à beaucoup de points de vue, observation qui, du reste, paraît en ce moment *in extenso* dans sa thèse inaugurale, et dont on ne trouvera ici que le résumé :

OBSERVATION. — *Coxalgie gauche. Récidive avec suppuration. Résection sous-trochantérienne de la hanche.* — Ranc Émile, trente ans, entre, le 2 septembre 1881, à l'Hôtel-Dieu, salle Saint-Sacerdos, nº 28, service de M. Ollier, sa mère est morte âgée, son père alcoolique est mort d'affection thoracique. Il a eu un frère mort à douze ans d'affection chronique.

A dix ans, affection chronique dans la hanche gauche. Séjour au lit sans traitement pendant deux ans; ouverture d'un abcès qui reste fistuleux pendant un an. Marche avec des béquilles pendant deux à trois ans. Depuis cette époque, bonne santé et travail régulier. En 1879, syphilis et blennorrhagie. En août 1881, réapparition des douleurs dans la hanche gauche. Les douleurs deviennent intolérables dans le mois de novembre, flexion et adduction, atrophie du membre inférieur gauche. On diagnostique un abcès, qui est ouvert et drainé le 26 novembre. Le malade ayant subi des hémorragies, s'affaiblissant de plus en plus, on se décide à la résection de la hanche, qui est pratiquée le 8 octobre. Puis le malade perd ses forces progressivement, et meurt le 14 janvier.

A l'autopsie, pas de tubercules pulmonaires. Rien à noter pour le cœur, le foie et les reins. Atrophie très notable du membre inférieur gauche. Les muscles atrophiés sont infiltrés, ils ont une coloration feuille morte à la jambe et au pied. Le fémur du côté opéré est très sensiblement moins volumineux que celui du côté sain. La coupe de la diaphyse présente comme diamètre antéro-postérieur :

Côté sain. . . . . 21 millim.
— malade. . . . . 22 —

La mesure du diamètre transversal donne les mêmes chiffres. Les deux os ont été coupés très exactement à 18 centimètres de la ligne bicondylienne et on pèse comparativement chaque fragment inférieur.

Côté sain. . . . . 260 gr.
— malade. . . . . 200 —

La section de l'extrémité inférieure du fémur montre un tissu plus rouge, plus vascularisé du côté malade, les aréoles spongieuses y sont plus vastes, et les trabécules plus faibles. Enfin la moelle y est aussi sensiblement plus rouge.

Nous avons pris un morceau de la diaphyse du fémur atrophié et un morceau de la diaphyse du fémur sain, et l'analyse a donné les résultats suivants :

	MAT. TERR.	OSSÉINE	AC. PHOSPH.
Fémur sain.	68,54	31,46	41,29
— atrophié.	68,60	31,40	40.35

Ainsi les proportions relatives de matière organique et

inorganique n'ont pas varié; mais l'acide phosphorique diminue de 1 0/0 du côté atrophié. Ce fait nous paraît facilement explicable, d'après la théorie dont l'exposé a été fait dans le chapitre précédent. L'os qui s'atrophie est un os qui se résorbe; le carbonate de chaux, qui est un produit de décomposition dû à l'acide carbonique du sang, se trouvera en plus forte proportion, et le phosphate de chaux diminuera d'autant. Dans le chapitre suivant, nous retrouverons les mêmes modifications dans des os atrophiés par un autre processus.

CHAPITRE IV

DES ALTÉRATIONS OSSEUSES DUES AUX LÉSIONS DU SYSTÈME NERVEUX, CLINIQUE ET EXPÉRIMENTATION

Sommaire. — Action du système nerveux sur la nutrition des tissus. — Son mode d'action : nerfs vaso-moteurs : nerfs trophiques. — État des os dans l'aliénation mentale, les paralysies d'origine centrale, l'ataxie locomotrice, les altérations des nerfs périphériques, les trophonévroses. — Faits expérimentaux. — Recherches personnelles. — Conclusions.

I

L'influence du système nerveux sur la nutrition des tissus a été mise hors de doute par les travaux des médecins, et surtout des physiologistes français et étrangers, en tête desquels nous devons placer Magendie et Cl. Bernard. Le tissu osseux n'échappe pas à la loi générale, et suivant les circonstances cliniques ou le procédé expérimental, on observe des lésions dues, soit à la cessation d'action, soit à l'irritation des conducteurs et des centres nerveux. L'assimilation et la désassimilation dans les éléments anatomiques, et, par suite, la constitution des tissus qu'ils forment, sont liées évidemment aux qualités chimiques des milieux qui les baignent. C'est sur la composition de ces milieux que doit s'exercer l'influence du système nerveux pour agir sur la vie de la cellule.

Comment s'exerce cette influence ? Ici commencent les obscurités, et les déductions expérimentales font place aux hypothèses. L'action du système nerveux est-elle directe ou indirecte ? Dans la théorie à laquelle se rattachent les noms de Cl. Bernard, de M. Ch. Robin, on admet des intermédiaires, les vaso-moteurs. Les vaso-constricteurs et les vaso-dilatateurs se contractant alternativement régleraient ainsi pour chaque partie du corps, pour chaque tissu, la quantité de sang mise à la disposition des éléments anatomiques. Certains faits sont explicables de cette façon ; mais ceux où le désordre vasculaire n'existe pas ne peuvent ressortir à cette hypothèse ; il en est ainsi de la grande classe des altérations des tubes nerveux, consécutives à leur séparation de certains centres avec lesquels ils sont normalement en communication : nous voulons parler des lésions dégénératives des racines antérieures après leur séparation de la substance grise, de celles des racines postérieures après leur séparation de leurs ganglions, de celles des faisceaux latéraux de la moelle, après la destruction de certains points de la couche corticale. La théorie des nerfs trophiques, édifiée de toutes pièces par Samuel, quoique Achille Comte en ait eu le premier l'idée, correspond bien au *desideratum* que nous venons d'exprimer : elle admet l'existence de nerfs spéciaux dirigeant la nutrition dans la cellule. Nous n'avons pas à faire ici l'étude de cette question. L'hypothèse des nerfs trophiques doit être réservée en attendant que de nouveaux faits viennent la confirmer ou la détruire. A défaut, du reste, de nerfs spéciaux, il ne nous paraît pas impossible d'admettre que ce sont les conducteurs nerveux ordinaires qui jouissent des fonctions particulières, que Samuel a accordées à ses nerfs trophiques, ou qui, tout au moins, suivant l'opinion de MM. Onimus et Legros, stimulent la fonction des agents de la nutrition élémentaire.

II

Quoi qu'il en soit des explications adoptées, les données cliniques et expérimentales qui établissent l'action des lésions nerveuses sur la composition et la structure du tissu osseux sont nombreuses actuellement dans la littérature médicale. L'histoire en a été faite avec beaucoup de soin par M. Talamon[1], et nous devrons lui emprunter une bonne partie des faits que nous citons. Les altérations osseuses les plus remarquables dans les maladies du système nerveux central se rencontrent chez les aliénés, chez les idiots, les maniaques, les mélancoliques, mais surtout chez les paralytiques généraux. Elles ont été établies et bien étudiées au début par les médecins anglais, frappés de la fréquence des fractures dans les asiles d'aliénés, fractures qui avaient été attribuées d'abord à la brutalité des infirmiers.

La priorité paraît appartenir à Davey, qui publiait déjà, en 1842, un cas remarquable de ramollissement

[1] Des lésions osseuses et articulaires liées aux maladies du système nerveux. *Revue mensuelle*, 1878.

osseux observé à l'asile de Hunwell [1]. Eu Allemagne, Wirchow, Litzmann[2] admettaient une ostéomalacie d'origine nerveuse; mais, en France, M. Deguise[3] niait que les fractures fussent plus fréquentes chez les paralytiques généraux de Charenton. Ce n'est guère que depuis une dizaine d'années que la question a pris un développement nouveau et que des faits positifs ont été produits en grand nombre soit à l'étranger, soit en France.

Hearder[4] a observé neuf cas de fractures sur dix-neuf autopsies d'aliénés. Gudden[5] ne donne que seize cas sur cent autopsies. William[6] admet que près de la moitié des aliénés ont les côtes altérées. Le docteur Boddington présentait, en 1872, à l'Association médico-psychologique un malade analogue, et ajoutait que le ramollissement des os était un fait bien connu dans la paralysie des aliénés, l'ataxie locomotrice et la paralysie agitante. Quant à l'ataxie, nous aurons lieu de revenir sur ce point; mais pour la paralysie agitante, il est regrettable que le docteur Boddington n'ait pas publié les observations auxquelles il faisait sans doute allusion, car les documents font complètement défaut sur ce sujet. La lésion observée est une friabilité telle des os, que le moindre choc suffit pour les fracturer, et qu'ils se déforment par la simple action de la pesanteur : elle atteint surtout les côtes, le bassin, la colonne vertébrale : elle se rap-

[1] Important case of mollities ossium. *Med. Times*, t. VIII, p. 195, 1842.
[2] *Die Formen des Beckens*, Berlin, 1861.
[3] *Bull. de la Soc. de chirurgie*, t. VIII, p. 212, 1857.
[4] Fractured ribs of insane patients. *Mental science*, 1871.
[5] Des fractures de côtes chez les aliénés. *Anal. in Ann. médico-psych.*, p. 278, 1872.
[6] Sur le ramollissement des os chez les aliénés. *Association médico-psych. anglaise*, 1872.

proche en cela de la forme sénile de l'ostéomalacie sur laquelle ont insisté MM. Charcot et Vulpian. Au point de vue microscopique, l'élargissement des canaux de Havers est le fait le plus remarquable. Voici des analyses des os ainsi altérés, reproduites par M. Talamon dans le travail que nous avons cité plus haut :

ANALYSE DE L'HUMÉRUS FRACTURÉ (CAS DE MOORE)

Graisse.	39,42	
Osséine.	45,04	
Phosphate tricalcique.	11,75	Matières
Carbonate de chaux.	1,70	inorganiques 15,54
Sels solubles.	2,09	
	100,00	

ANALYSE D'OS DE PARALYTIQUE GÉNÉRAL (CAMPELL BROWN)

Matière organique.	58,15	
Acide phosphorique.	16,89	
Acide carbonique.	1,71	Matières
Chaux.	22,20	inorganiques 41,85
Magnésie et alcalins.	1,05	
	100,00	

Les faits dominants sont l'augmentation de l'osséine et celle de la graisse, résultat que fournit également l'analyse des os ostéomalaciques.

Les rapprochements nombreux que nous avons signalés entre l'ostéomalacie vulgaire et le ramollissement des os chez les aliénés ont donné lieu à une hypothèse curieuse. W. Ogle[1], remarquant dans la plupart des faits d'ostéomalacie des symptômes indiquant la participation directe ou indirecte du système nerveux, tels que douleurs plus

[1] *Saint-Georges hospital reports*, 1871.

ou moins violentes, contractures, atrophies ; constatant, d'autre part, une forme d'ostéomalacie, indiscutablement liée à des affections des centres nerveux, a voulu géné-raliser. Il croit que toutes les formes de *mollities ossium* sont sous la dépendance d'une lésion encore inconnue de l'encéphale ou de la moelle. Quel sera le sort de cette conception ? Sera-t-il celui de la théorie américaine du rhumatisme ? C'est ce qu'il est impossible de prévoir actuellement. Nous verrons plus loin que les efforts de M. Charcot et de ses élèves pour localiser la lésion pri-mitive des altérations osseuses et articulaires du *tabes dorsalis* ont été inutiles. On ne sait donc pas, à l'heure qu'il est, s'il existe dans l'axe nerveux, un centre, com-mandant la nutrition osseuse, ni quel pourrait être le siège de ce centre hypothétique.

On rencontre aussi des lésions des os chez les hémi-plégiques ; elles ont été peu étudiées. M. Debove[1] a fait tout récemment à ce sujet une communication à la So-ciété médicale des hôpitaux. Il a remarqué que chez les hémiplégiques, les fractures se rencontraient toujours du côté paralysé, et principalement sur l'humérus. Il a comparé alors les os des membres paralysés à ceux des membres sains, et il a vu que les premiers étaient plus légers, que le canal médullaire était plus large, le tissu compacte moins épais. Enfin il a constaté l'élargissement des canaux de Havers et l'augmentation de la graisse. Mais contrairement à ce que l'on trouve dans l'ostéoma-lacie, les fractures se consolident bien et le cal paraît habituellement assez volumineux. Il n'a pas été fait

---

[1] *Progrès médical*, nᵒ 43, 1881.

d'analyse des os ainsi altérés, et on ne peut savoir s'il y a seulement diminution de la masse osseuse, ou modification du rapport de la matière inorganique et de la matière organique. Il y aurait du reste lieu de discuter l'influence relative de la cessation d'action nerveuse et celle de l'inaction du membre ; nous verrons que M. Schiff a essayé d'élucider la question au point de vue expérimental.

III

Les lésions osseuses d'origine nerveuse les mieux connues sont incontestablement celles de l'ataxie locomotrice. Signalées par M. Charcot[1], elles ont été étudiées par lui et ses élèves, et leur histoire est presque entièrement l'œuvre de son école. L'arthropathie tabétique est une affection d'une nature spéciale, dans laquelle l'altération osseuse est primitive et l'altération articulaire secondaire. C'est ainsi que M. Charcot l'envisage actuellement. La fréquence des fractures a été signalée par ce dernier auteur[2], par M. Weir-Mitchell[3], M. Richet[4], M. Oulmont[5]: nous n'avons pas à faire ici l'historique de la question, mais il est certain que bien des fractures spontanées, attribuées autrefois par les auteurs aux diathèses goutteuse, scrofuleuse, cancéreuse, recon-

[1] *Mémoire des Arch. de physiologie*, 1868.
[2] *Société anatomique*, 1873, p. 745. *Arch. de physiologie*, janvier, 1874.
[3] *American journal med. sc.*, juillet, 1873.
[4] *Journal de l'École de médecine*, mai, 1874.
[5] *Progrès médical*, juillet, 1877.

naissaient pour cause une fragilité d'origine tabétique :
M. Charcot a cité plusieurs faits de ce genre. Au point
de vue microscopique, ce que l'on observe, c'est la destruction, la disparition graduelle et quelquefois complète
des épiphyses. Et cette atrophie spéciale ne s'observe
pas seulement aux épiphyses, mais aussi sur la diaphyse,
comme le démontrent les fractures spontanées. Le premier examen microscopique a été fait par M. Liouville
sur un cas de fracture du fémur de M. Richet. « Les
canalicules de Havers étaient énormément dilatés, remplis par de véritables bourgeons charnus, la substance
osseuse était raréfiée et comme érodée, par ces amas de
cellules embryonnaires. » M. Liouville a rencontré les
mêmes lésions dans un cas d'arthropathie de l'épaule avec
usure de la tête de l'humérus. M. R. Blanchard[1] aussi a
trouvé sur trois fémurs d'ataxiques une augmentation
considérable de la graisse, et l'élargissement des canaux
de Havers : les systèmes de Havers, sur lesquels porte la
lésion, se colorent par le picro-carminate d'ammoniaque,
ce qui prouve qu'ils sont décalcifiés. Ce fait vient corroborer les analyses antérieures de M. Regnard[2]. Cet auteur a réduit en poudre un fémur dont les extrémités
étaient absolument usées et résorbées : il donne les résultats suivants :

Matières minérales.		24,20
Matières organiques.		75,80
		100,00
Matières organiques. . . { Graisse.		37,70
{ Osséine.		38,10
		75,80

[1] *Gaz. méd. de Paris*, n° 10, 1881.
[2] *Gaz. méd. de Paris*, n° 6, 1880.

	Phosphate de chaux. . .	10,9
Matières inorganiques . .	Carbonate de chaux. . .	11,8
	Phosphate de magnésie. .	0,7
	Chlorures.	0,8
		24,2

Il avait trouvé, au contraire, dans un os normal traité
par les mêmes procédés :

Osséine.	38,2
Phosphate de chaux.	48,2
Carbonate de chaux.	11,6
Phosphate de magnésie.	1,1
Chlorures.	0,9
	100,0

Les faits indiqués par les chiffres que nous venons de
citer sont l'augmentation de la graisse et la diminution
du phosphate de chaux ; remarquons aussi l'accroissement
énorme du carbonate de chaux relativement au phosphate.
Ce résultat s'explique très bien par la théorie que nous
avons exposée dans les premières pages de ce travail :
l'os se résorbe ; si la circulation était rapide, le carbonate
de chaux, produit de décomposition, disparaîtrait au
fur et à mesure de sa production ; dans les membres
atteints d'arthropathies ou de fractures, condamnés à
l'immobilité, la circulation est lente, peu active, le carbonate de chaux s'accumule. En somme, quoique les lésions macroscopiques des os des ataxiques soient différentes
de celles des os des ostéomalaciques il faut bien admettre
que les lésions microscopiques et les lésions chimiques
ont le plus grand rapport.

Ici encore on a cherché à localiser l'altération nerveuse primitive. M. Joffroy[1] a étudié les nerfs qui se ren-

[1] *Arch. de physiol.*, 1870, p. 206.

dent aux articulations malades, il les a trouvés altérés ;
mais il a rencontré le même état dans les autres branches
nerveuses des membres. On sait, du reste, depuis les travaux de Westphal et de M. Pierret, que ces altérations
des nerfs périphériques sont assez fréquentes. Au début,
M. Charcot a cru à des lésions des cornes antérieures
de substance grise. On les a trouvées dans trois cas[1] ;
mais dans trois autres cas, on n'en a rencontré aucune
trace. M. Liouville a cité un cas d'atrophie circonscrite
des cornes antérieures à la région cervicale de la moelle
dans une arthropathie de l'épaule ; le même auteur, dans
le cas de M. Richet, note des altérations de la substance
grise, mais sans s'expliquer davantage. Enfin M. Buz-
zard[2] a imaginé la théorie suivante : ce serait une lésion
bulbaire qui tiendrait sous sa dépendance les altérations
osseuses du *tabes dorsalis ;* il s'appuie, pour établir cette
opinion, sur ce que les arthropathies et les ostéopathies
coïncident fréquemment avec les crises gastriques qui,
d'après lui, tiendraient à une sclérose des fibres radicu-
laires du pneumogastrique. Il y a bien des choses à démontrer dans cette théorie, et ni l'une ni l'autre des pré -
misses ne sont suffisamment justifiées. Nous sommes ici
dans le domaine de l'hypothèse où il serait téméraire de
s'aventurer sans de nouvelles recherches et de nouveaux
faits.

Dans la sclérose en plaques on pourrait rencontrer des
altérations osseuses d'après MM. Bourneville et Guérard[3] ;
ils citent le cas de Pennock. « Toute la colonne vertébrale

---

[1] Joffroy, *France médicale*, 1874, p. 237.
[2] *Pathological society; Lancet*, 7 février, 1880.
[3] *De la sclérose en plaques disséminées*, Paris, 1869.

est très ramollie, le scalpel coupe facilement les vertèbres.
Même état de ramollissement des trochanters, des ro-
tules, de la tête des tibias, des os du tarse. » On pourrait
peut-être rapporter à une semblable cause une scoliose
à droite notée dans la deuxième observation de Valen-
tiner. Dans la paralysie infantile, on observe une atrophie des os, la « raréfaction relative de leurs éléments
anatomiques primitifs, prédominance des éléments médullaires et dépôt de cellules adipeuses[1]. » Dans quelques
autres affections médullaires, on a noté des arthropathies
mais pas de modifications du squelette, ce qui ne tient
peut-être qu'à un défaut de recherches.

IV

Nous arrivons aux lésions des os consécutives aux altérations des nerfs périphériques. Les faits cliniques ne
sont pas très nombreux, et ils ne sont pas tous suscep-
tibles de la même interprétation. Des nécroses partielles
ont été notées : M. Létiévant[2] en a donné un cas pour
l'extrémité de la phalange du médius à la suite de la section du médian. W. Ogle[3], d'après Valentin cite un fait
analogue consécutif à l'excision d'une portion du sciatique
pour un névrome. M. Frémy[4] en a observé par compres-
sions du plexus brachial, Paget[5] a exposé un fait de né-

---

[1] Laborde. *De la paralysie essentielle de l'enfance*, thèse de Paris, 1864.
[2] *Traité des sections nerveuses*, Paris, 1873.
[3] *Op. cit.*
[4] *De la trophonévrose faciale*, thèse de Paris, 1872.
[5] *British med. Journal*, 1866.

crose du bord alvéolaire à la suite d'un zona névralgique de la face. On sait que la lèpre entraîne quelquefois la perte d'une partie d'un membre sans douleur.

Les altérations des os observées dans la trophonévrose faciale et la trophonévrose généralisée ou sclérodermie sont un peu différentes ; elles se rapprochent plutôt de celles que nous avons mentionnées plus haut. Sur vingt-huit cas d'atrophie unilatérale de la face, M. Frémy a noté quinze fois des modifications du squelette. C'est surtout une diminution de volume des os, appréciable à la mensuration. Dans la sclérodermie, l'atrophie porte sur les os des extrémités, c'est une véritable résorption ; des phalanges entières disparaissent sans séquestre, sans issue de fragments. MM. Ball[1], Charcot[2], Lépine[3] en ont cité des observations. Le cas de M. Hallopeau a été étudié longuement dans la thèse de M. Lagrange[4] : « Sur une coupe de l'index droit, les aréoles du tissu spongieux ne contenaient qu'une substance jaunâtre, huileuse. Le canal médullaire était notablement élargi, rempli de cette même substance huileuse. Le tissu compacte lui-même, était devenu jaunâtre et avait diminué d'épaisseur. » Au microscope, on a trouvé une augmentation considérable de la graisse et un élargissement des canaux de Havers, remplis de cellules embryonnaires. Aucune analyse n'a été pratiquée, mais l'ensemble des lésions macroscopiques et microscopiques se rapproche beaucoup de celles des ataxiques, et il est probable que la composition chimique

[1] *Société de biologie*, 1871.
[2] *Société de biologie*, 1871.
[3] *Gaz. médic. de Paris*, 12 avril 1873.
[4] *Contribution à l'étude de la sclérodermie avec arthropathie et atrophie osseuse*, thèse de Paris, 1874.

doit aussi présenter la plus grande analogie. M. Chalvet[1]
a autopsié, en 1859, à Bicêtre, un malade atteint de sclérodermie. « Les os, dit–il, étaient devenus tellement
friables qu'ils se coupaient comme un navet. »

W. Ogle rapporte le cas intéressant d'un homme qui
fut amputé de la main, deux ans après une blessure du
médian. L'autopsie montra des altérations notables des
muscles, et surtout une atrophie des phalanges, telle que
les os étaient devenus très légers et très transparents.
L'observation VIII de la thèse d'agrégation de M. Blum[2]
est relative à un homme qui présentait une raréfaction
et un amincissement remarquables des os de la main,
après une section complète du médian datant de sept ans.
Les os altérés étaient remplis de moelle rouge, vasculaire, au lieu de moelle jaune, comme dans les os sains.
On trouve dans Lobstein[3] le fait d'un homme qui, ayant
reçu dans son enfance une blessure du sciatique et du
crural, présentait une atrophie considérable du fémur.
A l'autopsie, le fémur du côté sain pesait le double de
celui du côté malade.

Dans l'interprétation des nombreux faits que nous
venons de citer, on devrait sans doute tenir compte de la
loi de M. Brown-Séquard[4], posée en ces termes par son
auteur. « Il faut distinguer les effets de l'irritation de la
moelle épinière et des nerfs de ceux de la paralysie avec
simple cessation d'action; en d'autres termes, il faut distinguer les effets de l'action morbide, de ceux de la ces-

---

[1] *Soc. de biologie*, 1871.
[2] *Arthropathies consécutives aux lésions des nerfs*, Paris, 1875.
[3] *Traité d'anatomie pathol.*
[4] *Journal de la physiologie*, 1854, t. II, p. 114.

sation d'action. » La difficulté d'une application ration-
nelle de cette loi tient aux lacunes des observations
produites et à l'insuffisance de nos connaissances. Pour la
trophonévrose faciale, pour la sclérodermie, par exemple,
l'origine nerveuse, soupçonnée depuis longtemps, admise
aujourd' hui par tout le monde, n'est cependant pas démontrée. Comment, dès lors, distinguer si les lésions
observées sont dues soit à une cessation d'influence nerveuse, soit à une perversion de cette influence ?

V

Les faits expérimentaux aussi sont assez difficiles à
interpréter. Les premières recherches faites à ce point
de vue paraissent être celles de Schiff[1]. Il coupa le sciatique à un chien et constata au bout de trois ou quatre
mois, que les os du côté paralysé étaient moins volumineux.
Sur deux chats, deux mois après la section nerveuse, il
remarqua l'élargissement de la cavité médullaire. Chez
un chien dont il avait coupé les nerfs du membre inférieur, non seulement les os étaient devenus plus petits,
mais il y avait une perte énorme de substance inorganique, et le col du fémur, l'extrémité inférieure de cet
os, et l'extrémité supérieure du tibia étaient devenus
absolument mous et flexibles. Mais l'auteur, subissant
l'influence de la théorie des vaso-moteurs, ne voulu
voir dans ces phénomènes que les résultats de l'inaction

[1] *Comptes rendus de l'Académie des sciences*, 1854, t. XXXVII, p. 1050.

du membre paralysé. L'effet direct de la section nerveuse serait, au contraire, une hypertrophie due à la paralysie des vaso-moteurs du périoste. Pour le démontrer,
Schiff coupa le nerf maxillaire d'un seul côté ; les mâ-
choires continuaient à jouer, grâce aux muscles du côté
opposé, et, dans ce cas, il constata que le côté paralysé
présentait au bout de quelque temps une augmentation
d'épaisseur et de densité. M. Milne-Edwards[1] a analysé
des os ainsi altérés :

*Section du nerf maxillaire inférieur chez un chien de huit
mois sacrifié au bout de cinq semaines. Le coté paralysé
de la mâchoire est considérablement hypertrophié :*

	CÔTÉ PARALYSÉ	CÔTÉ SAIN
Phosph. de chaux.	54,8	52,9
Carbonate de chaux.	8,7	10,3
Matière cartilagineuse.	36,5	36,8
	100,0	100,0
Matière organique.	36,5	36,8
Matière inorganique.	63,5	63,2
	100,0	100,0

*Section de deux nerfs de la jambe chez deux jeunes chiens
sacrifiés un mois après :*

	CÔTÉ SAIN		CÔTÉ PARALYSÉ	
	1er	2e	1er	2e
Phosphate de chaux.	60,7	54,8	61,3	56,3
Carbonate de chaux.	7,3	6,3	5,2	4,7
Matière cartilagineuse.	32,0	38,9	33,5	39,0
	100,0	100,0	100,0	100,0
Matière organique.	32,0	38,9	33,5	39,0
Matière inorganique.	68,0	61,1	66,5	61,0
	100,0	100,0	100,0	100,0

[1] *Op. cit.*

M. Milne-Edwards conclut « que, du côté paralysé, et par conséquent hypertrophié, la proportion des sels terreux diminue un peu et que la quantité de carbonate de chaux est beaucoup plus faible ». Il explique ce résultat par l'hypertrophie ; les os examinés étaient, en fait, de nouvelle formation, et l'on a vu que les os jeunes présentent précisément les particularités que nous venons d'indiquer.

Mais le défaut des conclusions de M. Milne-Edwards et de leur interprétation au point de vue de la généralisation, c'est que l'hypertrophie n'est pas un fait constant. Luigi-Fasce et Amato[1] ont toujours trouvé dans les os des membres paralysés par section des nerfs un élargissement de la cavité médullaire, une diminution de poids et un ramollissement plus rapide par l'action de l'acide chlorhydrique. Mantegazza[2] aussi a observé l'atrophie des muscles, des troubles de nutrition des os et une perte de poids constante. M. Ollier[3] a refait les expériences de Schiff ; il n'a pas obtenu d'hypertrophie, sauf dans un cas, et il l'attribue alors à un traumatisme accidentel du périoste. Fischer[4] a de même observé l'atrophie portant sur la longueur et l'épaisseur des os, et même de la carie des extrémités articulaires. M. Vulpian[5] a obtenu quelquefois les mêmes résultats que Schiff, et, dans ce cas, il croit, comme M. Ollier, qu'il faut attribuer l'hypertrophie non à la paralysie vaso-motrice, mais à des lésions inflammatoires, d'origine traumatique opératoire ou accidentelle.

[1] Cités par Talamon, in *Op. cit.*
[2] *Gaz. med. Ital.*, 1867, nº 18.
[3] *De la régénération des os*, t. I, 1867, p. 232.
[4] Berlin. *Klin. Wochenschrift*, 1871, p. 33.
[5] *Leçons sur l'appareil vaso-moteur*, Paris, 1875, t. II, p. 357.

A cette question se rattache l'étude de l'influence des lésions nerveuses sur la formation du cal. Des observations contradictoires ont été produites ; on a trouvé tantôt l'absence de consolidation, tantôt la consolidation normale, tantôt la consolidation hypertrophique. Nous n'aborderons pas ce point qui nous entraînerait trop loin. Disons, en passant, que nous croyons, avec M. Talamon, que c'est ici surtout que la loi de Brown-Séquard doit servir à interpréter les faits.

Le travail le plus récent sur l'influence des sections nerveuses sur la structure et la composition des os est dû à H. Nasse [1]. L'auteur a constaté un certain degré de friabilité avec une atrophie notable ; il dit n'avoir obtenu ces résultats que sur de jeunes animaux, et jamais sur des animaux adultes, même lorsque les paralysies dataient de plus de deux ans. Il donne quatre analyses que nous reproduisons :

CHIEN N° 1. — ADULTE. — SECTION DU SCIATIQUE

Six mois et demi de paralysie

Les os du métatarse sont soumis à l'analyse.

	COTÉ SAIN	COTÉ MALADE	
Poids des os entiers	100,0	95,8	
— de la graisse	100,0	115,5	} 94,8
— de l'osséine	100,0	90,5	
— des phosphates terreux . . .	100,0	98,4	} 95,8
— du carbonate de chaux . . .	100,0	86,6	

[1] Ueber den Einfluss der Nervendurchschneidung auf die Ernährung, insbesondere auf die Form und die Zusammensetzung der Knochen. *Arch. für die gesammte physiologie*, 1880, p. 361.

La composition centésimale est la suivante :

	COTÉ SAIN	COTÉ PARALYSÉ
Graisse..	6,98	8,45
Osséine.	35,73	33,80
Phosphates terreux.	46,71	48,06
Carbonate de chaux.	10,42	9,43
Magnésie et pertes.	0,16	0,26
	100,00	100,00

Le rapport de l'osséine à la terre est :

COTÉ SAIN	COTÉ PARALYSÉ
38,4:61,6	36,3:63,7

Le rapport du carbonate de chaux aux phosphates terreux est :

COTÉ SAIN	COTÉ PARALYSÉ
1 : 4,5	1 : 5,1

CHIEN N° 11. — AGÉ D'UN AN. — SECTION DU CRURAL. — *Six semaines après*, SECTION DU SCIATIQUE. — *Cinq mois de paralysie.*

Le tibia est soumis à l'analyse.

	COTÉ SAIN	COTÉ PARALYSÉ	
Poids de l'os entier.	100,0	97,5	
— de l'eau.	100,0	98,2	
— de la graisse.	100,0	126,3	
— de l'osséine.	100.0	91,3	} 104,9
— des cendres.	100,0	90,6	

Composition centésimale :

	COTÉ SAIN	COTÉ PARALYSÉ
Graisse.	19,18	24,83
Osséine.	29,19	27,21
Terre.	51,63	47,96
	100,00	100,00

Rapport de l'osséine à la terre :

COTÉ SAIN	COTÉ PARALYSÉ
36,12:63,88	36,2:63,8

CHIEN Nº 15. — AGÉ DE QUATRE MOIS. — SECTION DU SCIATIQUE
ET DU CRURAL. — *Sept mois de paralysie.*

Os soumis à l'analyse.

	OS DU PIED		TIBIA ET PÉRONÉ
	COTÉ SAIN	COTÉ MALADE	COTÉ MALADE
Poids des os entiers. .	100	66,4	71,9
Subst. organique (osséine et un peu de graisse). .	100	80,7	82,5
Phosphates terreux.. .	100	66,0 } 53,6	80,0 } 66,1
Carbonate de chaux. .	100	20,8 }	28,0 }

Composition centésimale :

	OS DU PIED		TIBIA ET PÉRONÉ	
	COTÉ SAIN	COTÉ PARALYSÉ	COTÉ SAIN	COTÉ PARALYSÉ
Substance organique. . .	44,39	54,07	36,18	41,51
Phosphate de chaux	39,97	39,69	45,12	50,67
Carbonate de chaux. . .	14,72	4,44	16,99	6,82
Magnésie et pertes. . .	0,92	1,80	1,71	1,00
	100,00	100,00	100,00	100,00

Rapport de l'osséine avec un peu de graisse à la
matière terreuse :

OS DU PIED		TIBIA ET PÉRONÉ	
COTÉ SAIN	COTÉ PARALYSÉ	COTÉ SAIN	COTÉ PARALYSÉ
44,8 : 55,2	55,0 : 45,0	36,6 : 63,4	41,9 : 58,1

Rapport du carbonate de chaux aux phosphates :

OS DU PIED		TIBIA ET PÉRONÉ	
COTÉ SAIN	COTÉ PARALYSÉ	COTÉ SAIN	COTÉ PARALYSÉ
1 : 2,7	1 : 8,9	1 : 1,27	1 : 7,9

LAPIN. — ADULTE. — SECTION DU SCIATIQUE
Sept mois de paralysie

Os soumis à l'analyse : fémur, tibia et péroné, os du pied.

	COTÉ SAIN	COTÉ MALADE
Poids des os entiers.	100 0	95,3 ·
— de la substance organique. . .	100,0	98,3
— des phosphates terreux.	100,0	96,3 } 94,0
— du carbonate de chaux.	100,0	80,4 }

Composition centésimale :

	COTE SAIN	COTÉ PARALYSE
Substance organique.	49,59	51,06
Phosphate de chaux.	37,36	38,17
Carbonate de chaux.	9,48	8, 0
Magnésie : sels solubles : pertes. . . .	3,57	2,77
	100,00	100,00

Rapport du carbonate de chaux aux phosphates :

COTÉ SAIN	COTÉ PARALYSÉ
1:3,9	1:4,8

Ainsi l'augmentation de la graisse paraît un fait constant; elle est notée dans les deux cas où elle a été dosée. Toujours la diminution du carbonate de chaux est indiquée. Enfin la diminution de la matière terreuse n'est notée que chez le chien n° 15, mais il faut remarquer que cet animal n'était âgé que de quatre mois, tandis que des trois autres, deux étaient adultes, et l'autre avait déjà un an.

VI

Les analyses que nous avons faites portent toutes sur des animaux très jeunes. Le squelette et l'observation de deux d'entre eux nous ont été communiqués par le docteur G. Mondan.

I. — Lapin agé de vingt-cinq jours environ. — Résection du sciatique droit. — *Destruction partielle des cartilages de conjugaison de l'extrémité inférieure des deux fémurs. — Mort au bout de deux mois et demi.*

Poids total de l'animal, 1,002 grammes. Poids de squelette de la moitié postérieure à partir de la deuxième lombaire. Côté droit, 44 grammes, côté gauche, 50 grammes.

Fémur droit.	6,50	Tibia droit. . . .	4 gr.
— gauche. . . .	6,50	— gauche. . . .	5 gr.

Il n'y a pas de différence de poids entre les deux pattes.

	FÉMUR GAUCHE	FÉMUR DROIT
Osséine..	32,59	32,65
Matières terreuses..	67,41	67,35
	100,00	100,00

Acide phosphorique pour 100 de cendres :

Fémur gauche.	42,50
Fémur droit.	41,91

	TIBIA GAUCHE	TIBIA DROIT
Osséine.	33,68	34,26
Matières terreuses..	66,32	65,74
	100,00	100,00

Acide phosphorique pour 100 de cendres :

Tibia gauche.	42,69
— droit.	41,92

II. **Chat agé de un mois et demi. — Résection du sciatique gauche. —** *Plaies osseuses des deux tibias. — Destruction de la moelle des tibias. — A survécu deux mois. — Le sciatique et la moelle s'étaient régénérés.*

Poids total de l'animal. . . . . 2,350 gr.

Les deux fémurs ont le même poids.

Péroné et tibia droits.	15 gr.
— — gauches.	13,50 gr.
Patte droite.	19 gr.
— gauche.	17 gr.

	FÉMUR DROIT	FÉMUR GAUCHE
Osséine.	33,26	33,48
Matières terreuses.	66,74	66,52
	100,00	100,00

Acide phosphorique pour 100 de cendres :

Fémur droit.	42,60
— gauche.	42,12

	TIBIA DROIT	TIBIA GAUCHE
Osséine.	34,84	35,23
Matières terreuses.	65,16	64,77
	100,00	100,00

Acide phosphorique pour 100 de cendres :

Tibia droit.	40,15
— gauche.	39,75

III. — CHIEN AGÉ DE QUATORZE JOURS. — PESANT 1 KIL. 70. — SECTION DU SCIATIQUE GAUCHE. — *Laissé avec sa mère.* — *Meurt de broncho-pneumonie un mois après.*

Les masses musculaires de la jambe et de la cuisse du côté gauche sont très notablement atrophiées. Le tubercule médian de la patte gauche est remplacé par une ulcération. Poids total, 1 kil. 660. Le fémur, le tibia, le péroné sont ruginés avec soin, les pattes sont seulement dépouillées de la peau.

	CÔTÉ DROIT	CÔTÉ GAUCHE
Segments réunis. . . , ...	35,24 gr.	31,84 gr.
Fémur.	10,12 —	9,20 —
Tibia et péroné.	7,29 —	6,62 —
Patte. . . , ... , . .	17,83 —	16,02 —

On dissèque alors les pattes, on prend les quatre métatarsiens que l'on rugine, et que l'on dépouille des cartilages épiphysaires.

Côté droit. . . 1,41 gr.   Côté gauche. . . 1,22 gr.

	MÉTATARS. DROITS	MÉTATARS. GAUCHES
Osséine.	36,25	38,31
Matières terreuses. . , ... ,	63,75	61,69
	100,00	100,00

Acide phosphorique pour 100 de cendres :

Métatarsiens droits.	40,68
— gauches. , ...	40,32

	TIBIA DROIT	TIBIA GAUCHE
Osséine.	34,72	35,27
Matières terreuses.	65,28	64,73
	100,00	100,00

Acide phosphorique pour 100 de cendres :

Tibia droit.	40,92
— gauche.	40,63

IV. Chien de la même portée que le précédent. — Agé de quatorze jours. — Poids 1 kil. 290. — Section du sciatique gauche. — *Laissé avec sa mère. — Sacrifié cinq semaines après.*

Poids total $= 2$ k. 0,5. Atrophie très notable du membre postérieur gauche. A la dissection, on trouve les muscles infiltrés, les interstices musculaires graisseux. On rugine le fémur, le tibia et le péroné. On dépouille les pattes seulement de la peau.

	COTÉ GAUCHE	COTÉ DROIT
Segments réunis.	41,55 gr.	46,02 gr.
Fémur.	13,64 —	13,92 —
Tibia.	9,54 —	10,23 —
Patte.	18,37 —	21,87 —

On prend alors les quatre métatarsiens dechaque patte, on les rugine, on les dépouille de leurs épiphyses cartilagineuses.

Côté droit. 1,62   Côté gauche. 1,23

	MÉTATARS. DROITS	MÉTATARS. GAUCHES
Osséine.	36,23	37,97
Matières terreuses. , , , , , ,	63,77	62,03
	100,00	100,00

Acide phosphorique pour 100 de cendres :

Tibia droit.	40,92
— gauche.	39,87

	TIBIA DROIT	TIBIA GAUCHE
Osséine.	34,57	34,90
Matières terreuses.	65,43	65,10
	100,00	100,00

Acide phosphorique pour 100 de cendres :

Tibia droit.	41,06
— gauche. . . . . :	40,31

Il ressort de ces chiffres qu'il y a une diminution absolue et relative des matières terreuses dans les os des membres paralysés et une augmentation proportionnelle de l'osséine. Cette diminution est allée jusqu'à 2 grammes pour le chien III et dans le métatarse. En effet, la section du sciatique paraît agir surtout sur les os du métatarse; les modifications de composition du tibia sont bien moindres, et celles du fémur presque nulles. Un second fait important, c'est la diminution constante de l'acide phosphorique du côté opéré : ici, nos résultats sont en opposition avec ceux de Nasse, qui a trouvé une diminution du carbonate de chaux, et par conséquent une augmentation relative du phosphate. A quoi tient cette contradiction ? C'est ce qu'il nous semble difficile de préjuger. Le temps nous a manqué pour faire de nouvelles expériences et tâcher d'élucider la question. L'accumulation du carbonate de chaux paraît tenir à l'activité plus ou moins considérable de la circulation. Les animaux de Nasse n'étaient-ils pas dans les mêmes conditions circulatoires que les nôtres? C'est peut-être la seule manière d'expliquer la différence des chiffres obtenus.

Les deux tibias du chat II présentent une proportion d'acide phosphorique un peu au-dessous de la moyenne; mais il faut remarquer qu'il y avait ici des conditions particulières qui ont pu modifier les résultats de l'expérience : on avait fait des plaies aux tibias et détruit la moelle.

Quoi qu'il en soit, les conclusions suivantes nous paraissent devoir être déduites des faits précités :

1° La section des nerfs produit dans les os des membres paralysés une atrophie facilement appréciable par la pesée;

2° L'augmentation de la graisse, dans ces cas, est un fait constant ;

3° On constate dès les premières semaines une dimition de la matière terreuse et une augmentation proportionnelle de l'osséine, et cela d'autant plus facilement que les animaux sont plus jeunes : le fait est douteux pour les adultes, et, en tout cas, n'a pas été observé ;

4° La diminution de l'acide phosphorique n'est pas constante et paraît tenir à des conditions autres que la section nerveuse.

CONCLUSIONS GÉNÉRALES

Les états généraux morbides qui s'accompagnent d'une dénutrition considérable ne paraissent donc pas modifier d'une façon appréciable la composition du tissu osseux. Il y aurait lieu néanmoins de faire de nouvelles recherches dans l'anémie progressive, au point de vue de la proportion soit des matières terreuses, soit de l'acide phosphorique, qui ont paru diminuées dans un cas. La même observation peut s'appliquer au diabète sucré ; il y a peut-être dans cette affection une diminution de l'acide phasphorique au profit de l'acide carbonique ; nous n'avons malheureusement qu'une observation à présenter à l'appui de cette opinion. Dans les affections du système nerveux central ou périphérique, au contraire, les résultats sont nettements positifs on obtient toujours par la section des nerfs une diminution plus ou moins considérable de la matière inorganique chez les jeunes animaux. Quant à la question des variations de l'acide phosphorique, elle doit être réservée et attendre sa solution de nouvelles recherches. Faisons remarquer que, dans nos analyses, la plus forte diminution de matières terreuses, a été constatée chez les animaux qui ont survécu le moins longtemps à l'opération : ce fait peut donner lieu de penser que c'est dans les jours qui suivent la section que les modifications de composition sont les plus considérables, et, par conséquent, que ces modifications sont dues non à la cessation de l'action nerveuse, mais à l'action morbide des nerfs. Elles se rapprocheraient dans ce cas par leur origine des altérations de nutrition auxquelles on a donné le nom de troubles trophiques. Il serait donc très intéressant de savoir quels sont les effets des lésions irritatives des nerfs au point de vue auquel nous nous sommes placé ; c'est peut-être dans cette voie que les expérimentateurs devront se diriger. Du côté de la clinique, la question, bien obscure encore, s'élucidera à mesure que les observateurs apporteront de nouveaux faits d'altérations osseuses dans les maladies du système nerveux, et nous ne nous refusons pas à croire qu'un jour on pourra localiser ce centre de la nutrition du tissu osseux, dont l'existence n'est encore, à l'heure qu'il est, qu'à l'état d'hypothèse.

FIN

TABLE DES MATIÈRES

9 782019 250027